Kurs Naturheilverfahren: Homöopathie
Karl-Heinz Friese

Kurs Naturheilverfahren:

Homöopathie

Dr. med. Karl-Heinz Friese

Sonntag Verlag Stuttgart

Die Deutsche Bibliothek – CIP-Einheitsaufnahme

Friese, Karl-Heinz:
Homöopathie / Karl-Heinz Friese. – Stuttgart : Sonntag, 1993
(Kurs Naturheilverfahren)
ISBN 3-87758-005-X

Anschrift des Verfassers:

Dr. med. Karl-Heinz Friese
Marktplatz 3
71263 Weil der Stadt

Wichtiger Hinweis
Wie jede Wissenschaft ist die Medizin ständigen Entwicklungen unterworfen. Forschung und klinische Erfahrung erweitern unsere Erkenntnisse, insbesondere was Behandlung und medikamentöse Therapie anbelangt. Soweit in diesem Werk eine Dosierung oder eine Applikation erwähnt wird, darf der Leser zwar darauf vertrauen, daß Autoren, Herausgeber und Verlag große Sorgfalt darauf verwandt haben, daß diese Angabe dem Wissensstand bei Fertigstellung des Werkes entspricht.
Für Angaben über Dosierungsanweisungen und Applikationsformen kann vom Verlag jedoch keine Gewähr übernommen werden. Jeder Benutzer ist angehalten, durch sorgfältige Prüfung der Beipackzettel der verwendeten Präparate und gegebenenfalls nach Konsultation eines Spezialisten, festzustellen, ob die dort gegebene Empfehlung für Dosierungen oder die Beachtung von Kontraindikationen gegenüber der Angabe in diesem Buch abweicht. Eine solche Prüfung ist besonders wichtig bei selten verwendeten Präparaten oder solchen, die neu auf den Markt gebracht worden sind. Jede Dosierung oder Applikation erfolgt auf eigene Gefahr des Benutzers. Autoren und Verlag appellieren an jeden Benutzer, ihm etwa auffallende Ungenauigkeiten dem Verlag mitzuteilen.
Geschützte Warennamen (Warenzeichen) werden nicht besonders kenntlich gemacht. Aus dem Fehlen eines solchen Hinweises kann also nicht geschlossen werden, daß es sich um einen freien Warennamen handele.

ISBN 3-87758-090-4

Printed in Germany 1993
Satz und Druck: Friedrich Pustet, Regensburg
Grundschrift: 9,5/10,5 Times (System Linotype-Hell)

Inhaltsverzeichnis

III. Beispielhafte homöopathische Arzneimittelbilder

IV. Therapeutische Praxis

VI. Anhang

Geleitwort

Den Kundigen wird der Titel »Kurs Naturheilverfahren: Homöopathie« irritieren. Als eigenständige Arzneitherapie ist die Homöopathie nach strenger Definition kein Naturheilverfahren.
Dennoch haben sich der Verlag und ich, als ein Anreger und Befürworter dieser Buchreihe, uns entschieden, diesen Band darin zu integrieren. Letzteres aus mehreren Gründen.
Die Reihe »Kurs Naturheilverfahren« wurde ausdrücklich für diejenigen Ärztinnen und Ärzte konzipiert, die mit Naturheilverfahren noch wenig vertraut sind, oder auf einigen Teilgebieten eine an der Praxis orientierte, knappe Information suchen.
In den Augen der Bevölkerung und damit auch in der Konsequenz der praktischen Anforderungen an uns Ärzte, ist der Begriff »Naturheilverfahren« untrennbar mit dem Begriff »Homöopathie« verbunden. Die Auskunft, daß wir uns mit Naturheilverfahren auseinandersetzten, wird fast regelmäßig mit dem Kommentar beantwortet: »Aha, ich verstehe, Sie arbeiten homöopathisch!« Ein Arzt mit der Zusatzbezeichnung »Naturheilverfahren« tut demnach gut daran, über die Grundzüge der Homöopathie zumindest informiert zu sein.
Trotz des Widerspruches in der Definition gibt es neben dem obigen praktischen Anlaß auch inhaltliche Argumente, diesen Band thematisch in die Kursreihe aufzunehmen. Die Einführung in spezifisch homöopathische Arbeitsweisen ist zugleich eine nützliche Einführung in wichtige Aspekte naturheilkundlichen Heilens. Zum einen wird jeder Patient individuell betrachtet und behandelt. Dies gilt für die Naturheilverfahren unter Berücksichtigung der Konstitution und Reaktionsweise eines jeden Patienten.
Zum anderen können wir von der Homöopathie für die Naturheilverfahren lernen, in der Untersuchung – und insbesondere der Anamnese – alle Lebensäußerungen unserer Patienten auf- und ernstzunehmen, auch wenn wir sie nicht unbedingt einem Krankheitsbild zuordnen können.
An dieser Stelle ist Herrn Dr. Friese dafür zu danken, daß er diese knappe und für den Einstieg in die Homöopathie so hervorragend geeignete Einführung für die ärztliche Fortbildung verfaßt hat.

Im Juni 1993 Dr. med. Klaus Weber

Vorwort

Die Homöopathie ist ein *in sich geschlossenes Therapiesystem,* das von Samuel Hahnemann 1796 begründet wurde und gehört eigentlich nicht zu den Naturheilverfahren. Das vorliegende Buch soll dazu dienen, dem Leser diese Therapie näherzubringen.

Es gibt selbstverständlich viele Verbindungen zwischen den Naturheilverfahren und der Homöopathie. Praktisch alle Naturheilverfahren sind wie die Homöopathie Reizverfahren, beziehungsweise *Reiztherapien,* wobei durch bestimmte Reize der Körper so reagieren soll, daß eine Gesundung eintritt. Die Arzneien, die die Homöopathie verwendet, stammen im wesentlichen aus der *Natur.* Im Gegensatz dazu steht die sogenannte Schulmedizin, die mit ihren Arzneien versucht, bestimmte Reaktionen im Körper zu unterdrücken, um lästige Symptome zu beseitigen. Auch die Arzneien der Schulmedizin stammen letztendlich zum großen Teil von der Natur ab, werden aber heutzutage im Regelfall *labormäßig synthetisiert.*

Wegen der Verwandtschaft von Naturheilverfahren und Homöopathie werden beide Methoden häufig bei bestimmten Veranstaltungen gemeinsam gelehrt, so z. B. bei den großen Kongressen des *Zentralverbands der Ärzte für Naturheilverfahren* in Freudenstadt und der *Gesellschaft der Ärzte für Erfahrungsheilkunde* in Baden-Baden. Andererseits gibt es auch viele Kurse, die sich speziell nur mit Homöopathie beschäftigen. Den meisten Ärzten für Naturheilverfahren sind homöopathische Methoden zumindest teilweise gegenwärtig.

Da die Homöopathie nicht direkt zu den Naturheilverfahren gehört, gibt es folgerichtig in der Bundesrepublik Deutschland auch zwei unterschiedliche Zusatzbezeichnungen, nämlich:

- »Naturheilverfahren«
- »Homöopathie«

Die Voraussetzungen, um die beiden Zusatzbezeichnungen zu erwerben, sind daher nicht gleich. Bei einigen eingeführten und anerkannten ärztlichen Fortbildungskursen wird die Homöopathie bisher nur am Rande gelehrt. Dieses Buch soll insbesondere den Teilnehmern dieser Kurse eine Einführung in die Homöopathie geben. Da häufig die gleichen Patienten sowohl naturheilkundlich als auch homöopathisch behandelt werden, sind zumindest die Grundkenntnisse der Homöopathie dringend erforderlich.

Gleichzeitig wendet sich dieses Buch auch an andere Ärzte, die sich Grundkenntnisse in Homöopathie erwerben wollen. Ab 1993 sind Naturheilverfahren und Homöopathie Prüfungsfächer an den Universitäten. Um den jetzigen Ärzten zu erläutern, was Studenten heute über Homöopathie wissen müssen, ist auf Seite 118 der Gegenstandskatalog »Homöopathie« aufgeführt.

Anregungen zu diesem Buch erhielt ich kollegialerweise von Dr. Klaus G. Weber aus Rottenburg. Nunmehr erscheint das fertige Kompendium in der Reihe »Kurs Naturheilverfahren« im Sonntag Verlag, wobei ich Herrn Lückenhaus für die verlegerische Betreuung danke. Weiter möchte ich Frau Gudrun Bauer aus Weil der Stadt für die Manuskripterstellung danken.

Zu guter Letzt wäre das Buch nicht möglich gewesen ohne die kritische Durchsicht und Korrektur, die meine Frau Cornelia in vielen Abendstunden erledigte. Ihr gilt mein besonderer Dank.

Weil der Stadt, Juni 1993 — Dr. med. Karl-Heinz Friese

I.
Einführung

1. Geschichte und Entwicklung

1.1 Vorläufer der Homöopathie

Bereits im alten Ägypten gab es Ärzte, die *»Ähnliches mit Ähnlichem«* behandelten [44]. Bekannt ist weiterhin der Streit der altgriechischen Medizinschulen von Kos und Knossos zur Zeit von HIPPOKRATES. Er lehrte ebenfalls, »Ähnliches mit Ähnlichem« zu heilen; ganz anders die Schule von Kos, die *»Gegensätzliches mit Gegensätzlichem«* heilen wollte. Später finden sich bei PARACELSUS ebenfalls Elemente des Ähnlichkeitsprinzips. Die Homöopathie in der heutigen Form wurde 1796 von SAMUEL HAHNEMANN begründet.

1.2 Samuel Hahnemann

1.2.1 Sein Leben

Samuel Hahnemann wird am 10. April 1755 in Meißen an der Elbe geboren. Sein Vater arbeitet in der Meißner Porzellanmanufaktur. Von 1767 bis 1770 besucht er die Lateinschule in Meißen, anschließend bis 1775 die Fürstenschule St. Afra. 1775 beginnt er ein Medizinstudium in Leipzig. Hahnemann ist sehr sprachbegabt und finanziert sein Studium als Werksstudent mit Übersetzungen. Er spricht Englisch, Französisch, Hebräisch, Arabisch, Griechisch und Latein. 1777 studiert er ein Semester in Wien bei dem Leibarzt der Kaiserin, JOSEPH QUARIN. 1777 bis 1779 ist er als Hausarzt und Bibliothekar in Hermannstadt in Siebenbürgen tätig. 1779 beendet er sein Medizinstudium in Erlangen mit der Dissertation »Conspectus adfectum spasmodicorum aetiologicus et therapeuticus«. 1780 läßt er sich erstmals als Arzt in Hettstedt nieder. 1781 beginnt er noch zusätzlich eine pharmazeutische Ausbildung in Dessau in der Mohren-Apotheke. 1782 heiratet er HENRIETTE KÜCHLER (1764–1830), eine Adoptivtochter des Besitzers der Mohren-Apotheke. Aus der Ehe gehen 11 Kinder hervor. Er läßt sich in Gommern nieder. 1784 ist er in Dresden hauptsächlich auf medizinisch-chemischem Gebiete tätig. Er veröffentlicht die erste selbständige Schrift »Anleitung, alte Schäden und

faule Geschwüre zu heilen«. 1786 verfaßt er eine Publikation »Über die Arsenikvergiftung«. 1789 übersiedelt er nach Leipzig. 1790 übersetzt er die Materia medica von CULLEN (eines bedeutenden schottischen Pharmakologen) und stößt dabei auf die Behauptung, daß Chinarinde Wechselfieber heile. Dieses Buch regt Hahnemann an, sich näher mit den dargestellten Prinzipien zu befassen.
1790 beginnt Hahnemann im Selbstversuch die Wirkung der Chinarinde zu überprüfen. Er stellt fest, daß die Chinarinde bei ihm malariaähnliche Symptome mit rezidivierenden Fieberanfällen auslöst, die sich nach einigen Tagen jeweils wiederholen [3]. Da die Chinarinde beim Gesunden genau die Symptome auslöst, die sie beim Kranken bekämpfen soll, führt dies zu dem Postulat **»Similia similibus curentur«,** das heißt Ähnliches soll mit Ähnlichem geheilt werden. Dieses Prinzip wird 1796 von Hahnemann in *»Hufelands Journal«* veröffentlicht, die Arbeit heißt »Versuch über ein neues Prinzip zur Auffindung der Heilkräfte der Arzneisubstanzen«.
Dieses neue Prinzip ist die *Arzneimittelprüfung am Gesunden.* Er zieht daraus die Schlußfolgerung:
»Jedes wirksame Arzneimittel erregt im menschlichen Körper eine Art von eigener Krankheit. Man ahme die Natur nach, welche zuweilen eine chronische Krankheit durch eine andere hinzukommend heilt, und wende in der zu heilenden (vorzüglich chronischen) Krankheit dasjenige Arzneimittel an, welches eine andere, möglichst ähnliche, künstliche Krankheit zu erregen imstande ist und jene wird geheilt werden; Similia similibus«.
1792 ist er in Gotha in der »Irrenanstalt für die besseren Stände« tätig. 1793–1799 gibt er das Apothekerlexikon heraus. Zwischen 1793 und 1801 ist er an mehreren Orten niedergelassen, nämlich in Molschleben, Göttingen, Pyrmont, Braunschweig, Wolfenbüttel, Königslutter, Altona, Hamburg, Mölln, Machern. 1801–1803 ist er in Eilenburg niedergelassen, 1803–1804 in Wittenberg und Dessau, 1805–1811 in Torgau. 1805 veröffentlicht er die Ergebnisse der bisher geprüften Arzneimittel: »Fragmenta de viribus medicamentorum positivis in sano corpere observatis«. 1806 publiziert er die »Heilkunde der Erfahrung«, die als Vorläufer des Organons angesehen wird. 1810 veröffentlicht er das *»Organon der rationellen Heilkunde«,* das von der 2. Auflage an **»Organon der Heilkunst«** heißt. 1811 bis 1821 ist er in Leipzig tätig, er habilitiert sich mit dem Thema »De helleborismo veterum« und hält Vorlesungen an der Universität. 1811–1821 bringt er die sechsbändige »Reine Arzneimittellehre« heraus, von der wir noch heute profitieren. 1821 verläßt Hahnemann die Universität unter Protest. Bereits zu diesem Zeitpunkt beginnt der unselige Streit zwischen Homöopathie und Schulmedizin, der bis

heute anhält. 1821–1835 ist er als Arzt in Köthen tätig und dabei Leibarzt des Herzogs Ferdinand von Anhalt-Köthen. Er wird zum Hofrat ernannt. 1828 veröffentlicht er das fünfbändige Werk *»Die chronischen Krankheiten«*. 1829 gründet er den *Deutschen Zentralverein homöopathischer Ärzte,* der heute noch existiert. 1830 stirbt seine erste Frau. Es tobt eine Cholera-Epidemie. Hahnemann führt die Übertragung der Cholera auf »kleinste Lebewesen« zurück, obwohl zu diesem Zeitpunkt Bakterien noch nicht bekannt waren.
1832 wird die *»Allgemeine homöopathische Zeitung«,* die ebenfalls heute noch existiert, gegründet. 1835 heiratet er die 47 Jahre jüngere Frau MELANIE D'HERVILLY (1802–1878) und übersiedelt mit ihr nach Paris, wo er eine gutgehende Praxis betreibt. Am 2. Juli 1843 stirbt Hahnemann. Er wird zunächst auf dem Friedhof Montmartre beigesetzt, später auf dem Friedhof Père Lachaise.
Hahnemann hatte viele Schüler, die die homöopathische Lehre allgemein weiter verbreiteten. Er lehnte die damals übliche »Schulmedizin« ab, die hauptsächlich darin bestand, sehr stark wirksame Arzneien in sehr hohen Dosen zu verabreichen, die zu zahlreichen Nebenwirkungen führten. Insbesondere bezog er immer wieder gegen die Anwendung von quecksilberhaltigen Pasten Stellung.

1.2.2 Hahnemann – Das Organon [35]

Das zentrale Werk Hahnemanns ist das *Organon der Heilkunst,* das von Hahnemann selbst bis zur sechsten Auflage bearbeitet wurde. Die Erstauflage erschien noch unter dem Titel »Organon der rationellen Heilkunde«. Die sechste Auflage wurde mit etwa achtzigjähriger Verzögerung erst 1921 herausgegeben. Die unterschiedlichen Auflagen zeigen auf, wie Hahnemann sich weiterentwickelt hat.
Das Organon (6. Auflage) ist in 291 Paragraphen gegliedert. Zunächst kritisiert er die Allopathie und Palliativkuren der bisherigen alten Arzneimittelschule. Dann werden detailliert beschrieben:

- Die Heilkunst im allgemeinen
- Die Lebenskraft
- Die verschiedenen Wege zur Heilung
- Die wichtigsten Kenntnisse für die Heilung
- Der Gebrauch der Heilmittel
- Die Lebensordnung
- Die pharmazeutische Technik.

Die Sprache ist etwas schwerfällig, sie entspricht der deutschen Schriftsprache vom Anfang des 19. Jahrhunderts. Als Grundlage jedoch ist das

Buch für jeden, der sich intensiv mit Homöopathie beschäftigt, unerläßlich [35], denn Hahnemann erteilt darin konkrete und exakte Anweisungen.

1.3 Weiterentwicklung der Homöopathie

Nach Hahnemanns Tod wurde die Homöopathie von seinen Schülern in sehr vielen Ländern verbreitet. Die Arzneimittelprüfungen am Gesunden wurden fortgesetzt, damit die Arzneimittellehre als solche stark erweitert und sehr viele neue Medikamente in die homöopathische Materia medica eingeführt [39]. Die Methoden, das richtige homöopathische Medikament zu finden, verfeinerte man. Im Laufe des 19. Jahrhunderts erschienen zahlreiche Repertorien, in denen aufgrund der Symptome des Kranken das entsprechende Mittel nachgeschlagen werden kann. In jüngster Zeit wird diese Repertorisation auch mit Hilfe von Computern durchgeführt. Insgesamt erlebte die Homöopathie immer wieder ein Auf und Ab, wobei das gesamtgesellschaftliche Umfeld und die Richtung der jeweiligen Schulmedizin eine große Rolle spielten. Derzeit ist ein starker Auftrieb unverkennbar. Es gab jedoch auch zahlreiche negative Entwicklungen, die der Homöopathie großen Schaden zufügten, z. B. in der *naturwissenschaftlich-kritischen Richtung* der Homöopathie in Deutschland Anfang der fünfziger Jahre.

1.3.1 Richtungen innerhalb der Homöopathie und abgeleitete Heilsysteme

Zunächst gibt es nur *eine* Homöopathie, nämlich die von Hahnemann gegründete Therapierichtung, innerhalb dieser bestehen grundlegende Übereinstimmungen, an deren Prinzipien nicht gerüttelt wird. Dies bedeutet natürlich nicht, daß alle Therapeuten grundsätzlich zu verschiedenen Krankheiten und Arzneien die gleiche Einstellung haben. Die allgemeine homöopathische Ausbildung schafft das Grundgerüst, die Erfahrung erweitert dann den Horizont. Da die therapeutischen Erfahrungen der einzelnen Homöopathen unterschiedlich sind, bedingen sie eine nicht identische Betrachtungsweise von bestimmten Problemen. Es gibt dann noch Richtungen in der Medizin, welche von der Homöopathie abstammen; diese verwenden zum Teil auch homöopathische Medikamente, die aber im engeren Sinn nicht mehr als eigentlich homöopathisch zu bezeichnen sind. Im folgenden sind die wesentlichen Richtungen aufgeführt:

1.3.1.1 Die sogenannte »Klassische Homöopathie«

Dieser Begriff ist immer wieder ein Streitpunkt, da sehr viele Homöopathen von sich behaupten, sie arbeiteten klassisch, während sie dies den anderen Kollegen nicht zubilligen. Der Begriff läßt sich sicherlich nicht eindeutig beschreiben.

> Gekennzeichnet ist die Klassische Homöopathie dadurch, daß jeweils nur ein Mittel in einem bestimmten Zeitraum zur Behandlung eines Patienten eingesetzt wird.

Das Mittel wird meistens durch *Repertorisation* gefunden, was einen relativ großen Zeitaufwand bedeutet. Dabei muß anhand der Symptome und Modalitäten in einem *Repertorium* [1, 40] festgelegt werden, welche Arznei dem Patienten bzw. seiner Krankheit am nächsten kommt.
Im allgemeinen werden von der Klassischen Homöopathie **Hochpotenzen** (D30, D200, C1000, C10 000) verwendet, obwohl dies nicht unbedingt die Voraussetzung ist. Hahnemann selbst hat meist nur die C30 als höchste Potenz verwendet. Der *Vorteil* der Klassischen Homöopathie ist eine *relativ große* Heilungswahrscheinlichkeit, vor allem bei *chronischen* Erkrankungen. Der *Nachteil* ist ein sehr *großer Zeitaufwand* für den Arzt und den Patienten; die Anamneseerhebung und anschließende Repertorisation können bis zu acht Stunden dauern. Daher ist die Methode sicher *nicht als Routineverfahren geeignet,* ist aber bei vielen vor allem chronischen Krankheiten eine sehr wertvolle Hilfe.

1.3.1.2 »Wiener Schule« – Bewährte Indikation

Diese Methode wurde im wesentlichen von Mathias Dorcsi entwickelt. Er lehrt, wie *bei exakt definierten* Krankheiten ganz *bestimmte* homöopathische Arzneien *gezielt* eingesetzt werden können. Seine Methode steht der Schulmedizin näher als die Klassische Homöopathie, wobei die *Lokalsymptome häufig entscheidend* sind, die Allgemeinsymptome treten hierbei eher etwas in den Hintergrund. Auch bei der bewährten Indikation ist im Regelfall nur eine homöopathische Arznei zu einem Zeitpunkt erlaubt, wobei Dorcsi selbst häufig eine *Hochpotenz zwi-*

schendurch gibt und *langfristig* mit einer *Tiefpotenz* behandelt. Bei wenigen definierten Krankheitsbildern werden auch **Mischarzneien** empfohlen, die dann allerdings maximal 4 verschiedene Mittel enthalten [17, 18, 19, 20, 21, 22].

1.3.1.3 Naturwissenschaftlich-kritische Homöopathie

Die naturwissenschaftlich-kritische Richtung innerhalb der Homöopathie ist im wesentlichen nach dem 2. Weltkrieg in Deutschland entstanden. Von dieser Richtung wurden *Hochpotenzen grundsätzlich abgelehnt* und **Tiefpotenzen verwendet,** bei welchen noch ein Teil der ursprünglichen Arzneimittelsubstanz stofflich vorhanden ist. Dieser Richtung folgend arbeiteten die Ärzte noch in den fünfziger Jahren im Robert-Bosch-Krankenhaus in Stuttgart. Da die Anhänger oben beschriebener Richtung immer extremer wurden und zu immer niedrigeren Potenzen griffen, stellten sich bald keine Erfolge mehr ein. Dies bewirkte dann, daß die Homöopathie insgesamt von den Schulmedizinern abqualifiziert wurde und so auch im bis dahin klassisch-homöopathischen Robert-Bosch-Krankenhaus in Stuttgart ausstarb. Diese Richtung hat sich eindeutig als *Irrweg* erwiesen, es gibt heute praktisch keine Anhänger mehr. Hier zeigt sich glücklicherweise, daß sich Irrwege in der Medizin nicht halten können.

1.3.1.4 Komplex-Homöopathie und Komplexmittel

Die Komplex-Homöopathie ist die Art von Homöopathie, wie sie oft von Ärzten betrieben wird, die sich mit der *Methode weniger auskennen.* Ob die Komplex-Homöopathie als Homöopathie bezeichnet werden kann, ist umstritten. *Juristisch* zählt sie zwar dazu, auf der Packung steht auch »homöopathisches Arzneimittel«, es fehlen aber wesentliche Kriterien, z. B. wurden keine Arzneimittelversuche im homöopathischen Sinn am Gesunden durchgeführt und die Verordnung erfolgt nicht nach dem Ähnlichkeitsgesetz. So gibt es zahlreiche *Komplexmittel,* die sehr häufig von nicht homöopathisch ausgebildeten Ärzten eingesetzt werden, z. B.

- Vertigoheel®
- Sinuselect®
- Sinfrontal®

Diese Mittel bestehen aus zahlreichen Einzelarzneien, deren Wirkungen sich gelegentlich gegenseitig aufheben. Die Behandlung ist meistens relativ ungezielt, eine Art »**Schrotschußbehandlung**«. Der Vorteil und gleichzeitig große Nachteil an den Komplexmitteln ist, daß praktisch keinerlei Homöopathiekenntnisse erforderlich sind und die Mittel allein aufgrund eines *klinischen Krankheitsbildes* gegeben werden. Meist geht die Krankheit auch aus dem Arzneinamen direkt hervor (z. B. Vertigoheel® bei Schwindel).

1.3.1.5 Biochemische Therapie nach Schüßler

Schüssler hat im Jahre 1873 eine Behandlungsart begründet, die er »eine *abgekürzte homöopathische Therapie*« nannte. Die naturheilkundliche Biochemie ermittelt diejenigen Zellsalze, welche dem Körper fehlen und führen diese in Form homöopathischer Verdünnung dem Körper zu. Schüssler behandelte mit biochemischen Mitteln in den Potenzen D3, D6 und D12. Er setzte *lediglich 12 Arzneien* ein:

- Calcium fluoratum
- Calcium phosphoricum
- Calcium sulfuricum
- Ferrum phosphoricum
- Kalium muriaticum
- Kalium phosphoricum
- Kalium sulfuricum
- Magnesium phosphoricum
- Natrium muriaticum
- Natrium phosphoricum
- Natrium sulfuricum
- Silicea

Die Biochemie nach Schüssler ist leichter zu erlernen als die normale Homöopathie, da lediglich zwölf Arzneimittelbilder beherrscht werden müssen. Durch die Vereinfachung ist die Methode auch in Laienkreisen weitverbreitet, den sogenannten *Schüßlervereinen.* Bei **unkomplizierten Krankheiten** kann mit diesen Mitteln gearbeitet werden, bei komplexeren Erkrankungen reichen die Schüßlermittel im Regelfall nicht aus, insbesondere auch, da die höheren Potenzen fehlen.

1.3.1.6 Spagyrik

Bei der Spagyrik handelt es sich um ein *spezielles Verfahren, Arzneien herzustellen.* Die Ausgangssubstanzen sind im wesentlichen die gleichen wie in der Homöopathie, die Substanzen werden aber zunächst verbrannt bzw. »verascht« oder destilliert, anschließend erst nach homöopathischen Kriterien potenziert oder einfach verdünnt. Häufig werden auch verschiedene Ausgangssubstanzen gleichzeitig verascht und zusammen potenziert. Durch die Veraschung sollen die Arzneisubstanzen besser aufgeschlossen werden. Bei homöopathischen Ärzten, die mit Einzelmitteln arbeiten, spielt die Spagyrik insgesamt eine relativ geringe Rolle. Eine eingeführte Sonderform ist die Iso-Komplex-Heilweise (ISO-Arzneimittel).

1.3.1.7 Anthroposophie

Von Laien, aber auch von Ärzten werden häufig Homöopathie und Anthroposophie verwechselt. RUDOLF STEINER (1861–1925) lernte die Homöopathie unter anderem in Tübingen bei EMIL SCHLEGEL. Allerdings ist die Theorie der Anwendung eine ganz andere, auch wenn bei vielen Krankheitsbildern die gleichen Mittel gegeben werden. Die *Mittel* werden *anders hergestellt,* meist aus wäßrigen Auszügen und nicht aus alkoholischen Auszügen. Man verwendet sehr häufig *Komplexmittel.* Die bekanntesten Firmen sind die WELEDA in Schwäbisch Gmünd und die WALA in Bad Boll.

1.3.1.8 Elektroakupunktur nach Voll (EAV)

Bei der EAV handelt es sich eigentlich um eine Methode, die nicht mehr als Homöopathie bezeichnet werden kann, auch wenn homöopathisierte Arzneimittel verwendet werden. *Die EAV zählt zu den Naturheilverfahren.*
Bei dieser Methode werden mittels einer speziellen Testung an Akupunkturpunkten mit Hilfe elektrischer Kreisläufe bestimmte homöopathische Arzneimittel ausgemessen, die dann verabreicht werden. Kennzeichnend für die EAV ist, daß sehr viele Arzneien in verschiedensten Potenzen gleichzeitig gegeben werden, es werden dabei auch sehr viele **Nosoden** verabreicht. Diese Nosoden sind häufig nicht im homöopathischen Sinn geprüft und dürfen daher strenggenommen nicht als homöopathische Arzneimittel bezeichnet werden. Es handelt sich insbesondere auch um Nosoden von allen möglichen *Giftstoffen,* wie Lindan, PCP, Antibiotika, Antirheumatika usw.

1.4 Gegner der Homöopathie

Die Homöopathie wird von sehr vielen Ärzten als *Placebotherapie* abgelehnt. Dies resultiert zum einen daraus, daß die Wirkungsweise insbesondere der Hochpotenzen letztendlich nicht geklärt ist, andererseits die Therapieerfolge nach schulmedizinischer Auffassung nicht ausreichend mit naturwissenschaftlich-mathematischen Methoden zu sichern sind. Die Wirkungsweise der Homöopathie wurde zwar oft bewiesen [32, 41, 50, 55, 56], dies wird aber von den Gegnern nicht anerkannt.
Es gibt eine unterschiedliche Qualität der Gegnerschaft. Prokop (Gerichtsmedizin) und Oepen (Serologin) sind ständig bemüht, Homöopathie und Naturheilverfahren abzuqualifizieren. Sie bedienen sich dabei durchaus nicht immer wissenschaftlicher Methoden [34a, 46a, 48a]. Da aber bei den Patienten insgesamt der Trend zu Naturheilverfahren und Homöopathie ungebrochen ist, schwindet der Einfluß dieser Kollegen immer mehr. In der Placebo-Diskussion leisten die Erfolge und Erkenntnisse der homöopathischen Veterinärmedizin in letzter Zeit wirksame Beiträge.
Selbst in den Reihen der Befürworter von Naturheilverfahren gibt es Gegner der Homöopathie.
Viele Ärzte wissen letztendlich nicht, was Homöopathie bedeutet. Es herrscht, salopp gesagt, der Standpunkt: »Ich weiß zwar nicht, was Homöopathie ist, aber ich bin dagegen.« Hier ist insbesondere noch viel Informationsarbeit zu leisten. Es gibt bis jetzt keinerlei Gegner der Homöopathie, die die Methode widerlegt hätten. Dies wird wohl auch nie gelingen.

1.5 Die weltweite Anwendung der Homöopathie

Seit Gründung der Homöopathie durch Hahnemann 1796 ist die Methode umstritten. Von Schulmedizinern wird sie immer wieder mit dem Argument abgelehnt, daß in den Arzneien *»nichts drin ist«* und *keine Doppelblind-Versuche* in ausreichender Zahl vorliegen. Aus diesem Grund wurde fortlaufend versucht, die Homöopathie mit administrativen Maßnahmen zu behindern. Dies ist bisher glücklicherweise nicht gelungen, die Homöopathie erlebt sogar im Moment einen wahren

Boom und verbreitet sich weiter. Bereits zu Hahnemanns Zeiten gab es zahlreiche Anhänger der Homöopathie in Deutschland und Frankreich. In der zweiten Hälfte des 19. Jahrhunderts vermehrte sich die Zahl der homöopathisch arbeitenden Ärzte in den USA stark, am Ende des 19. Jahrhunderts waren fast die Hälfte der dortigen Mediziner Homöopathen. Aus letztendlich nicht bekannter Ursache starb dann Anfang des 20. Jahrhunderts die Homöopathie in den USA fast vollständig aus.
Insbesondere durch die Irrungen der naturwissenschaftlich-kritischen Homöopathie befand sich die Homöopathie Anfang der sechziger Jahre auf einem Tiefpunkt. Es war die Zeit, in der man sich durch den Einsatz von Chemie, Atomkraft usw. eine wesentliche Besserung der Lebensverhältnisse erhoffte. Da nun deren negative Folgen sichtbar werden, gewinnen seitdem Alternativen wie Homöopathie und Naturheilverfahren wieder mehr an Boden. Während in den siebziger Jahren noch Schulmediziner an Universitäten problemlos behaupten konnten, wer sich homöopathisch behandeln lasse, gehöre eigentlich zum Psychiater, traut sich dies so heute niemand mehr offen zu sagen. Die Akzeptanz der Homöopathie durch die Bevölkerung ist insgesamt zu groß.

> Praktisch kein Arzt kommt heute in der täglichen Praxis ohne Naturheilverfahren oder Homöopathie aus, auch wenn häufig lediglich Komplexhomöopathika eingesetzt werden.

In Frankreich ist derzeit die Einzelmittelhomöopathie noch verbreiteter als bei uns, in Argentinien, Brasilien, Sri Lanka und Indien wird sie ebenfalls häufig angewendet. In England gewinnt die Homöopathie in den letzten Jahren zunehmend an Bedeutung, in London gibt es ein Homöopathisches Krankenhaus.
Die sozialistischen Staaten unterdrückten die Homöopathie mehr oder weniger administrativ, auch in diesen Ländern erlebt die Homöopathie nach der Überwindung des Kommunismus einen großen Aufschwung. In Griechenland haben homöopathische Arzneien den Status eines Lebensmittels, sie sind nicht als Arzneimittel anerkannt. Schweden gar hat die Homöopathie verboten.
Die Versuche, Homöopathie mit administrativen Maßnahmen zu bekämpfen, werden wohl nie aufhören. Entweder droht das Verbot von homöopathischen Mitteln wegen des fehlenden »Wirkungsnachweises«, oder im Rahmen einer Gesundheitsreform werden nur noch »wirksame« Arzneimittel von den Kassen erstattet (»Positivliste«), oder homöopathische Mittel sind plötzlich »krebserregend« (Pyrrolizidin-Alkaloide, Aristolochia). Im Moment droht wieder eine Gefahr durch Harmonisie-

rung des europäischen Binnenmarktes. Glücklicherweise gibt es zahlreiche Initiativen von Patienten und Ärzten, die gegen die Unterdrückung der Therapiefreiheit protestieren und bis jetzt erfolgreich waren.

II.

Grundlagen und Methodik der Homöopathie

1. Die homöopathischen Arzneimittel

1.1 Ausgangsstoffe

1.1.1 Pflanzen, Tiere, Mineralien, Säuren

Ein großer Teil der homöopathischen Arzneien entstammt dem *Pflanzenreich.* Die Wirkung der Pflanzengifte und pflanzlichen Arzneimittel war schon sehr lange bekannt, so daß von diesem alten Erfahrungsschatz ausgegangen werden konnte. Andere Arzneien stammen vom Tierreich ab, wobei ganze Tiere als Ausgangsprodukt verwendet werden (z. B. *Apis mellifica,* die Honigbiene) oder Teile von Tieren (*Apisinum,* das Bienengift). Weiterhin gibt es homöopathische Arzneien aus *Mineralien, Metallen* bzw. aus *Salzen.* Hierbei läßt sich oft eine exakte chemische Formel festlegen, z. B. *Kalium bichromicum* = $K_2Cr_2O_7$. Verwandt mit den mineralischen Stoffen sind die *Säuren,* wie z. B. die Salpetersäure (z. B. *Acidum nitricum*).

1.1.2 Nosoden

Von Hahnemann wurden bereits Nosoden als Arzneien eingeführt. So gewinnt man die Nosoden aus **Krankheitsprodukten,** z. B. verarbeitet man tuberkulösen Eiter, homöopathisch potenziert, zu *Tuberkulinum,* ähnlich wird aus syphilitischem Eiter *Luesinum* hergestellt. Inzwischen gibt es von praktisch jeder Krankheit Nosoden, z. B. die *Mumpsnosode* oder die *Anginanosode.* Außerdem wurden in der neueren Zeit auch die sogenannten *Organnosoden* (z. B. Pankreasnosode) eingeführt; es ist auch möglich, *Nosoden von allopathischen Arzneimitteln* (z. B. Penicillinnosode, Cortisonnosode) oder von *Pflanzenschutzmitteln* (z. B. *Lindannosode*) zu gewinnen.
Die letzteren Nosoden haben allerdings mit der Homöopathie nach Hahnemann recht wenig zu tun. Sie wurden insbesondere bei der Anwendung der Elektroakupunktur nach Voll eingeführt. Im Gegensatz zur Therapie mit Homöopathika (= ähnlich) wird hier oft mit **Isopathika** (= gleich) behandelt, z. B. *Mumps* mit der *Mumpsnosode.*

1.1.3 Zur Unterscheidung: Die Polychreste

> Unabhängig von der Ausgangssubstanz werden die wichtigsten homöopathischen Mittel, die am häufigsten verwendet und am besten geprüft sind, Polychreste genannt.

Die *Polychreste* zeichnen sich durch ein äußerst vielseitiges Wirkungsprofil aus. In den Arzneimittellehren fallen diese Medikamente schon rein äußerlich durch die Anzahl der Seiten auf, die sie dort belegen.

1.1.4 Ausgangsstoffe in der Übersicht

Stoffe	*Arten*	*Beispiel*
Pflanzen	Pflanzengifte	Belladonna
	Pflanzliche Arzneimittel	Chamomilla
Tiere	Ganzes Tier	Apis mellifica
	Tiersäfte	Apisinum
Minerale		Hekla lava
Metalle		Platinum
	Salze	Kalium bichromicum
	Säuren	Acidum nitricum
Krankheitsprodukte	Nosode	Tuberkulinum
	Organnosode	Pankreasnosode
	Arzneimittelnosode	Penicillinnosode
	Pflanzenschutz-Nosode	Lindannosode

1.2 Das Prinzip der Arzneimittel-Potenzierung

1.2.1 Klassifizierung der Potenzen

Erhältlich sind bei uns die sogenannten:

- D-Potenzen
- C-Potenzen
- Q-Potenzen

1.2.1.1 Die D-(Dezimal-)Potenzen

Bei der Herstellung der D-Potenzen wird immer *ein Teil des Ausgangsstoffs mit neun Teilen Trägersubstanz* **verrieben und geschüttelt,** das Schütteln wird »Potenzierung« genannt. Trägerstoff ist bei der Potenzierung *Alkohol* oder *Milchzucker*. Im ersten Vorgang erhält man so die **D1,** dann wird der gleiche Vorgang mit einem Zehntel der D1 und 9 Zehnteln der Trägersubstanz wiederholt, sodaß die **D2** erhalten wird usw. In Deutschland ist die *Mehrglas-Methode* vorgesehen, denn HAHNEMANN hatte für alle Potenzierungsschritte jeweils ein neues Glasfläschchen vorgeschrieben.

Korsakoff-Potenzen
Hierbei wird 99/100 des Inhalts eines Arzneifläschchens weggeschüttet und mit dem Rest, der die Glaswand benetzt, wird unter Zugabe von Alkohol weiterpotenziert. Diese *Einglas-Methode* ist im deutschsprachigen Raum offiziell nicht gestattet.

1.2.1.2 Die C- und LM-Potenzen

Bei den C-Potenzen verwendet man immer *einen Teil* der Ausgangssubstanz *mit 99 Teilen* einer Trägersubstanz. C-Potenzen sind also *Centesimal*-Potenzen.
Bei der Herstellung der LM-Potenzen wird zunächst nach § 270 Organon [35] eine **C3** aus der Ausgangssubstanz hergestellt, anschließend wird diese C3 *mit 49 999 Teilen* einer Trägersubstanz potenziert. Die LM-Potenzen bezeichnet man oft auch als **Q-Potenzen** nach der Zahl 50 000 (= *Quinta milia*).
In Deutschland verordnet man allgemein eher die D-Potenzen, in Frankreich eher die C-Potenzen. Zwischen der Wirkungsweise gibt es *keine grundsätzlichen Unterschiede,* allerdings sollen die C-Potenzen etwas weicher wirken als die D-Potenzen. LM-Potenzen haben den Vorteil, daß sie als Hochpotenzen (meist beginnt man erst mit der LM VI) relativ

rasch wirken, die Wirkungsdauer aber nicht übermäßig lange anhält, so daß sich Erstverschlimmerungen in Grenzen halten.

1.2.2 Bewirkt die Potenzierung die Bonität des Mittels?

Die Dosierung bzw. die *Potenz* einer Arznei *ist eher nebensächlich,* entscheidend ist vielmehr, daß es sich um das **richtige** Mittel handelt. Theoretisch gibt es jede potenzierte Zwischenstufe, in der Praxis sind aber folgende Potenzen häufig:

D1, D2, D3, D4, D6, D12, D30, D200, D1000,
C6, C12, C30, C200, C1000 (M),
C10 000 (XM), C100 000 (CM)
C1 000 000 (MM)

Die Höchstpotenzen kommen meistens aus dem Ausland und werden nach der Einglas-Methode hergestellt.
Bei den **Nosoden** geht man häufig in Fünferschritten vor:

D5 → D10 → D15 → D20

Dieses Verfahren hat ausschließlich praktische Vorteile:

Wechseln Patienten den Arzt, wissen sie häufig den Namen des verabreichten Arzneimittels nicht mehr, jedoch meistens die Potenz. Aus der Erwähnung einer »D15« kann bspw. der Kollege schließen, daß es sich – mit großer Wahrscheinlichkeit – um eine Nosode gehandelt haben muß.

1.3 Lieferbare Handelsformen homöopathischer Arzneimittel

Grundsätzlich sind homöopathische Medikamente lieferbar als:

- Ampullen
- Dilutionen
- Globuli
- Tabletten
- Triturationen = Verreibungen (Pulver)

Aus technischen Gründen ist die Ausgangssubstanz bei Globuli um den Faktor 1:100 niedriger konzentriert.

Ampullen

Homöopathische Ampullen enthalten außer der Wirksubstanz im Regelfall physiologische Kochsalzlösung (Aqua pro injectione).

Ampullen *wirken* bei i.v., s.c. oder i.m. Injektionen im allgemeinen *stärker* als oral verabreichte Medikamente. Dies betrifft insbesondere die *Tiergifte*.

Injektionen sind immer dann erforderlich, wenn äußerst schnell eine Heilung erreicht werden muß (z. B. Nasenbluten) oder es sich um ein sehr gravierendes Krankheitsbild handelt (z. B. Sepsis).

Dilutionen

Die Dilutionen sind alkoholische Lösungen mit etwa 50 Volumenprozent Alkohol.

Tabletten und Triturationen. Globuli.

Sie bestehen im wesentlichen aus Milchzucker, Globuli aus Glukose.

In der Therapie entsprechen 5 Globuli = 5 Tropfen = 1 Tablette

Triturationen werden im Regelfall *nicht verordnet,* sie dienen vielmehr der pharmazeutischen Industrie zur Weiterverarbeitung von Arzneien.

1.4 Verabreichung homöopathischer Arzneimittel

Bei der Therapie *beginnt man* in der Regel *mit tiefen Potenzen* und steigert dann.

Beispiel: Calcium bromatum

D3 → D4 → D6 → D12 → D30

Umgekehrt sollte man nicht vorgehen, weil eine Hochpotenz durch eine gleichnamige Tiefpotenz antagonisiert werden kann.

Verschiedene Potenzen der gleichen Arznei zur selben Zeit zu verabreichen, ist mehr oder weniger sinnlos.

Es sind allerdings Medikamente dieser Art im Handel, bspw. die Potenzakkorde der Firma Heel.

Verschreibungsregeln für Potenzen

Potenz	Verabreichung
Niederpotenzen D1–D6	3 × täglich, entweder 3 × 5 Globuli oder 3 × 5 Tropfen oder 3 × 1 Tablette
D12	2 × täglich
D30	1 × die Woche
D200	1 × pro Monat
Höhere Potenzen	Etwa alle 6 bis 12 Monate

Dies sind natürlich »Faustregeln«, die im Einzelfall durchbrochen werden können. Keinesfalls statthaft ist es aber bsplw., eine D200 alle 2 Stunden über Tage zu verabreichen.

Tageszeit-Empfehlung:

Homöopathische Arzneien sollten bei regelmäßiger Verabreichung grundsätzlich auf nüchternen Magen eingenommen werden, idealerweise etwa 30 Minuten vor den Mahlzeiten.

Weitere Hinweise:
Eine *Kopiervorlage für Patienten* findet sich auf der übernächsten Seite. Verschiedene Autoren geben dann noch weitergehende Hinweise, z. B. die Flasche mit dem Arzneimittel vor jeder Einnahme mehrfach zu schütteln, um eine weitere Potenzierung zu erreichen. Bei bestimmten Indikationen kann es auch angezeigt sein, einen Tropfen eines bestimmten Arzneimittels in ein Glas Wasser zu geben, gut umzurühren **(Dynamisierung)** und schluckweise zu trinken. Auf diese Art und Weise er

reicht man eine *Abschwächung der Arzneimittelwirkung* und vermeidet Erstreaktionen.
Mit der Art der Verabreichung muß jeder Arzt seine persönlichen Erfahrungen machen. Leicht vorstellbar ist die Reaktion auf homöopathische Arzneien am Beispiel von Schlangengiften. Wird man von einer Giftschlange gebissen, gibt es zwei Reaktionen: zunächst die direkte Giftwirkung, je nach Art der Schlange ein neurotoxischer oder hämolytischer Effekt. Gleichzeitig beginnt die körpereigene Abwehr mit Gegenreaktionen, um die Giftwirkung zu neutralisieren. In der Homöopathie macht man sich die Abwehrleistung des Körpers zunutze und verabreicht Schlangengift in homöopathischen Potenzen, wobei keine Giftwirkung mehr zu beobachten ist, die Gegenreaktion des Körpers aber immer noch eintritt.

1.5 Die Wirkung homöopathischer Arzneimittel

1.5.1 Das Hahnemann'sche Wirkungsprinzip

Von HAHNEMANN wurde theoretisch postuliert, daß **Ähnliches mit Ähnlichem** zu heilen sei. Dies Postulat als solches ist nicht zu beweisen, es wird aber täglich beobachtet, daß es funktioniert. Die Homöopathie ist eine *Reiztherapie,* da die äußerst geringe stoffliche Dosierung der Arzneien im Regelfall zur Substitution bzw. Suppression von Krankheiten nicht ausreicht.
Hat ein Patient z. B. eine blasse Schwellung, bei der Kühlung bessert und Wärme schadet, als »ob eine Biene gestochen hätte«, wird z. B. *Apis* = die Honigbiene, verabreicht. Ist ein Patient sehr schwach, hat trockene Haut, ist sehr blaß und hat nächtliche Schlafstörungen, als ob er mit Arsen vergiftet worden wäre, kann z. B. *Arsenicum album* das Mittel der Wahl sein.
Ein anderes Wirkungsprinzip resultiert aus der **Miasmentheorie**. Hierbei wird postuliert, daß wir alle von unseren Vorfahren gewisse *»Erbkrankheiten«* mitbekommen haben. Ein großes Miasma ist die Krätzekrankheit, in der Homöopathie auch als **Psora** bezeichnet. Ein weiteres großes Miasma ist die Gonorrhoe, in der Homöopathie auch als **Sykose** bekannt. Die dritte miasmatische chronische Krankheit ist die **Lues**. In vielen Krankheiten finden sich diese Miasmen wieder, zum Teil alle drei Miasmen, zum Teil aber auch nur eines. So ist z. B. die akute *Angina*

Hinweise für Patienten

Lieber Patient,

Sie haben sich zu einer homöopathischen Behandlung entschlossen. Wenn Sie ein homöopathisches Mittel verschrieben bekamen, das Sie regelmäßig einnehmen müssen, beachten Sie bitte folgendes:

1. Die Arznei (Tabletten, Tropfen oder Streukügelchen) sollte grundsätzlich auf nüchternen Magen eingenommen werden, am besten etwa dreißig Minuten vor einer Mahlzeit.
2. Sollten sich die Beschwerden bzw. die Krankheit einmal nicht bessern, sondern drastisch verschlechtern, hören Sie bitte mit der Einnahme auf und fragen Sie Ihren Arzt. Unter Umständen können neue Symptome im Sinne einer Arzneimittelprüfung auftreten.
3. Stark wirksame Medikamente wie Antibiotika, Antirheumatika, Schmerzmittel, Schlafmittel, Psychopharmaka, aber auch Nasentropfen können die Wirkung von homöopathischen Medikamenten einschränken bzw. aufheben. Falls Sie derartige Medikamente einnehmen, informieren Sie bitte Ihren Arzt.
4. Kaffee, Pfefferminz (Zahnpasta), Tabak, Gewürze, ätherische Öle (in vielen Einreibmitteln enthalten) können unter Umständen ebenfalls die Wirkung von homöopathischen Medikamenten herabsetzen. Ein Verbot der genannten Stoffe ist aber nicht unbedingt erforderlich. Auch hier sollten Sie mit Ihrem Arzt darüber sprechen.
5. Die Arzneimittel sind trocken zu lagern. Sie sind vor Sonne zu schützen, müssen aber nicht im Kühlschrank aufbewahrt werden. Durch Röntgenbestrahlung (Gepäckkontrolle am Flughafen) werden die Arzneimittel höchstwahrscheinlich zerstört.
6. Homöopathische Tropfen und Tabletten sind im Regelfall mindestens fünf Jahre haltbar, Globuli sogar noch wesentlich länger.
7. Arzneimittel sind vor Kindern sicher aufzubewahren. Sollte dennoch einmal ein Kind eine ganze Packung (im Regelfall sind es Streukügelchen) auf einmal zu sich nehmen, besteht keine Gefahr. Außer bei niedrigen Potenzen von hochgiftigen Stoffen kann hier keine Vergiftung entstehen.

tonsillaris dem *luesinischen Miasma* zuzuordnen, da es auch eine luetische Angina gibt. Die praktischen Folgerungen der Miasmen sind allerdings eher gering, sie sind höchstens ein kleiner Baustein zum Finden der Arznei. Die Familienanamnese führt in diesem Fall praktisch nie weiter, da derartige Erkrankungen naturgemäß nicht berichtet werden bzw. oft nicht bekannt sind.

1.5.2 Heilwirkung nach der Hering'schen Regel

Die Heilung soll möglichst gemäß der Hering'schen Regel verlaufen:

Von — Innen — nach → Außen

Von — Oben

nach

Unten

Dabei definieren sich die verschiedenen Krankheitsebenen so:

Die innerste Ebene	=	Psyche
Mittlere Ebene	=	Innere Organe
Äußere Ebene	=	Haut

Dieses System möge an einem Beispiel erläutert sein:
Wird eine *Neurodermitis schulmedizinisch* behandelt, so geschieht dies von außen nach innen. Es werden zunächst Salben (meist steroidhaltig) angewandt. Die Neurodermitis bessert sich, ein Asthma bronchiale entsteht. Das Asthma bronchiale wird mittels einer entsprechenden Medikation unterdrückt, so daß die Asthmasymptome verschwinden, es tritt dann eine Depression auf. Dies wäre eine unerwünschte Therapie entgegen der Heringschen Regel. Das *homöopathische Simile* muß jetzt an der innersten Ebene ansetzen, so daß unter Umständen zunächst klassischerweise wieder die Symptome eines Asthmas auftreten, anschließend kann die Neurodermitis wiederkommen, zum Schluß sind dann gar keine Krankheitserscheinungen mehr vorhanden. Am besten kann die *Heringsche Regel* überhaupt bei Neurodermitikern beobachtet werden. Wandert das Ekzem nach außen, ist das homöopathische Simile richtig und der Verlauf gut, wandert das Ekzem nach innen, das heißt, tritt ein Asthma auf, muß die Therapie unbedingt geändert werden.

1.5.3 Über den Wirkungsnachweis von Homöopathika

Es soll an dieser Stelle offen zugegeben werden, daß es letztendlich keine schlüssige Erklärung gibt, warum homöopathische Arzneien, insbesondere in Hochpotenzen, wirken. Diese Frage stellt sich dann, wenn man über eine **D23** hinausgeht, bei der sich im Arzneimittel theoretisch kein einziges Molekül der Ausgangssubstanz mehr befindet. Es gibt verschiedene Erklärungsmodelle, seit einigen Jahren durch mathematische Modelle wie die *Chaostheorie.* Man muß sich im Moment damit zufriedengeben, daß es sehr viele Effekte in der Medizin, aber auch in den exakten Naturwissenschaften wie Mathematik und Physik gibt, die zwar bestehen, die sich aber andererseits nicht logisch erklären lassen. Für die tägliche Praxis mit Patienten ist es eigentlich irrelevant, *warum* die Homöopathie wirkt. *Viel wichtiger ist, daß sie wirkt.* Im Umgang mit den Gegnern der Homöopathie wäre eine allgemein anerkannte Erklärung wünschenswert. Es gibt allerdings auch zahlreiche wissenschaftliche Studien, die die Wirkung von homöopathischen Mitteln nachweisen [32, 41, 55, 56].

1.5.4 Nebenwirkungen und Risiken homöopathischer Medikamente

Im allgemeinen gelten homöopathische Arzneien als nebenwirkungsfrei und ungefährlich. Dies mag zwar im Regelfall stimmen, im konkreten Einzelfall nicht. Wie bei allen anderen Therapieformen gibt es auch bei der Homöopathie Nebenwirkungen und Risiken.

1.5.4.1 Toxische Belastung durch Homöopathie

> Viele homöopathische Arzneien sind **giftig**. Deshalb ist bei sehr toxischen Stoffen darauf zu achten, daß sie nicht in zu tiefen Potenzen verordnet werden.

So ist bspw. das Gift des Eisenhuts, *Aconitum napellus,* eines der stärksten Pflanzengifte, die wir kennen [14]. Auch Schwermetalle wie *Quecksilber* und *Blei* sind sehr giftig und können daher in niederer Potenz toxische Reaktionen auslösen [14, 15, 25, 26].
Aconitum napellus, Belladonna, Conium maculatum, Croton tiglium und eine Reihe anderer Mittel sind bis zur Potenz D3 **verschreibungspflichtig**.

Allgemein empfiehlt sich bei sehr giftigen Ausgangssubstanzen eine Verordnung **nicht unter der D12**.

1.5.4.2 Allergische Reaktionen auf homöopathische Arzneien

In *niederer Potenz* können viele homöopathische Mittel noch allergische Reaktionen auslösen. Hier kommen speziell in Frage:
- Arnica (Bergwohlverleih)
- Chamomilla (Kamille)
- Apis mellifica (Honigbiene)
- Pulsatilla (Küchenschelle)
- Kalium bichromicum (Kaliumdichromat)

und viele andere Arzneien.

> Ab der D12 tritt in der Regel keine allergische Reaktion mehr auf.

Formen der allergischen Reaktionen:
- Asthma
- Hautausschläge
- Schnupfenbeschwerden

und andere.
Die Trägersubstanz Milchzucker bzw. Glukose führt im Regelfall zu keinen allergischen Problemen, nicht einmal bei Kuhmilch-Allergikern. Ausnahmsweise kann aber auch einmal der Milchzucker nicht vertragen werden.

Der Alkohol:
Alkohol ist selbstverständlich bei Alkoholikern kontraindiziert, außerdem sollte bei kleinen Kindern die Verordnung von alkoholischen Tinkturen möglichst unterlassen werden.

1.5.4.3 Arzneimittelreaktionen und Erstverschlimmerungen

Durch die Gabe einer homöopathischen Arznei wird eine Art *Kunstkrankheit* erzeugt. Dies kann im Einzelfall dazu führen, daß das eigentliche Krankheitsbild des Patienten sich **zunächst deutlich verschlechtert** und erst dann allmählich die Heilung beginnt. Oder es treten neben der Erstverschlimmerung weitere, neue Symptome auf. Arzneimittelreaktionen können auch durch eine *falsch gewählte* homöopathische Arznei ausgelöst werden. Der Patient wird in diesem Fall nicht geheilt, sondern

macht zu seiner bereits bestehenden Krankheit zusätzlich noch eine Kunstkrankheit durch.
Bestimmte Arzneimittel neigen von sich aus zu **starken Erstreaktionen,** z. B. **Sulfur** (Schwefel). Sulfur ist ein sehr potentes homöopathisches Mittel bei bestimmten Ekzemen.

Wird Sulfur in zu hoher Potenz gegeben, kann dies zu einer drastischen Erstverschlechterung mit der Generalisierung eines Ekzems führen.

Um diese Reaktion zu vermeiden, sollte deswegen möglichst mit niederen Potenzen angefangen werden, bei denen die Erstreaktionen schwächer ausgeprägt sind. Unter Umständen muß die Arznei *schluckweise in geringer Konzentration* eingenommen werden [42, 43].

1.5.4.4 Risiken homöopathischer Therapie und Mittel

Die falsche Indikation:
Außer den direkten obengenannten Nebenwirkungen besteht auch ein Risiko darin, daß die Indikation zur homöopathischen Behandlung nicht stimmt *und eine* andere, *bessere Behandlungsmethode, unterlassen* wird. Es kann z. B. ein Risiko sein, bei einem Asthmatiker die schulmedizinischen Medikamente zu schnell abzusetzen und nur homöopathische Mittel zu verabreichen. Auch wäre es sicherlich falsch, sich bei einer akuten Appendizitis allein auf homöopathische Mittel zu verlassen und eine Operation nicht in Erwägung zu ziehen.

Mangelhafte Ausbildung:
Ein reales Risiko ist die mangelnde Ausbildung des betreffenden Arztes. So kann durch die falsche homöopathische Behandlung einer Krankheit eine *Chronifizierung* eintreten. Das heißt, das Krankheitsbild wird – ähnlich wie in der Schulmedizin – nur palliativ behandelt und auf eine andere Ebene verlagert.
Vorsicht bei psychischen Erkrankungen:
Besonders riskant ist die homöopathische Behandlung von psychischen Erkrankungen, da eine Erstverschlimmerung bsplw. zum

Suizidversuch

führen kann.
Werden psychische Erkrankungen homöopathisch behandelt, was

durchaus gelingt, so sind vom Therapeuten ausgezeichnete Kenntnisse zu fordern [29].

1.5.4.5 Indikationen und Kontraindikationen homöopathischer Behandlung

Grenze: Substitutionsbedarf
Die Homöopathie ist eine Reiztherapie, das heißt, der Körper muß auf den Reiz des homöopathischen Arzneimittels reagieren. Die Grenzen der homöopathischen Behandlung sind z. B. dann erreicht, wenn ein *lebensnotwendiger Stoff substituiert* werden muß, z. B. *Insulin* beim Diabetes mellitus. Hier kann allenfalls eine begleitende homöopathische Behandlung eine Besserung des Blutzuckertagesprofils bewirken.

Grenze: Anatomische Situation
Eine homöopathische Behandlung ist auch nicht mehr angezeigt, wenn *schwere anatomische Hindernisse* bestehen, die *operativ* beseitigt werden müssen, z. B. eine Lippen-Kiefer-Gaumenspalte oder eine Fraktur mit Dislokation.

Grenze: Karzinombehandlung
Bei Karzinomen aller Art ist *im Regelfall* die *Schulmedizin* gegenüber der Homöopathie vorzuziehen, obwohl auch hier die Homöopathie begleitend eingesetzt werden kann. Es sind zwar Einzelfälle von Karzinomheilungen unter homöopathischer Behandlung beschrieben worden, dies sollte allerdings nicht verallgemeinert werden.

Grenze: Intensivmedizin
Die Intensivmedizin ist ebenfalls eine *Domäne der Schulmedizin,* sie hat in den letzten Jahren insgesamt viel geleistet. Zwar wären theoretisch auch auf einer Intensivstation homöopathische Mittel anwendbar, hierzu wäre aber eine sehr gründliche Ausbildung der entsprechenden Ärzte erforderlich, die nicht gewährleistet ist.
Dieses letzte Beispiel zeigt, daß die Grenzen der Homöopathie häufig mit dem betreffenden Arzt zusammenhängen. Je besser die Ausbildung ist, desto größer wird das Indikationsspektrum zur Behandlung von Krankheiten mit Homöopathie. Insgesamt fällt auf, daß sich bezüglich der Indikation zur Homöotherapie reichlich Vorurteile halten.

Keine Grenze: Schweregrad der Erkrankung
Eines dieser Vorurteile ist, daß sich nur unbedeutende Krankheiten mit spontaner Heilungstendenz wie Schnupfen, Husten, grippale Infekte

usw. gut homöopathisch behandeln lassen. Dies ist zwar tatsächlich so, deshalb darf die Homöopathie aber nicht auf jene Krankheiten reduziert werden, denn sie leistet viel mehr.

Keine Grenze: Spezifische Krankheiten
Häufig hört man die Meinung, daß die Homöopathie nur als Therapieform bei Krankheiten geeignet sei, die man nicht eindeutig zuordnen könne. Nach diesem Vorurteil ließen sich z. B. Halsschmerzen ohne organischen Befund, Kloßgefühl, Kopfschmerzen ohne erkennbare Ursache etc. gut behandeln. Dies ist eine Therapieform »Ut aliquid fiat«, bei der es auf die Art des Arzneimittels nicht ankommt. Hier wird die Homöopathie als Placebotherapie gesehen, obwohl sie dazu gänzlich ungeeignet ist. Steht man der Homöopathie mit dieser Meinung gegenüber, wird man schnell feststellen, daß bei ihrer Anwendung kein Erfolg erzielt wird und kann dann behaupten, »daß Homöopathie sowieso nichts bringt«.

Keine Grenze: Akute Krankheiten
Ein weiteres Vorurteil ist, daß Homöopathika sehr langsam wirken. Dies ist ein großer Irrtum. Ein richtig gewähltes *Homöopathikum* kann *wesentlich schneller zum Erfolg* führen als die schulmedizinische Behandlung, als Beispiel sei hier die Verabreichung von *Mercurius solubilis* bei einer *Angina tonsillaris* anstatt Penicillin genannt. Unter der Voraussetzung, daß das Mittel richtig gewählt wurde, lassen sich auch andere Krankheiten homöopathisch wesentlich schneller behandeln. Bei der Verordnung eines nicht ganz passenden Mittels kann sich der Erfolg tatsächlich verzögern, bei einem falschen Mittel bleibt er ganz aus.

Keine Grenze: Chronische Krankheiten
Die Heilung chronischer Krankheiten dauert im allgemeinen länger. Sofern die Schulmedizin diese Krankheiten überhaupt heilen kann, trifft dieser Effekt für ihre Behandlungsarten allerdings genauso zu.
Als Faustregel kann gelten:

> Pro Jahr Krankheitsdauer dauert die Heilung einen Monat.

Es kann aber auch passieren, daß eine chronische Krankheit innerhalb weniger Tage oder gar Stunden ausheilt.

Zusammenfassung:
Abschließend kann behauptet werden, daß mit homöopathischen Mitteln ein *Großteil* der in der täglichen Praxis vorkommenden Krankheiten

behandelt bzw. geheilt werden kann. Tritt kein positives Therapieergebnis ein, war entweder:

- die Indikation falsch
- es wurde nicht das richtige Mittel gegeben
- es bestehen anderweitige Heilungshemmnisse.

1.5.5 Wirkungsprofile von Homöopathika

1.5.5.1 Organotropie

Die Organotropie entspricht dem kurzen Weg der Arzneimittelfindung. Aufgrund *eines lokalen Symptoms* wird innerhalb relativ kurzer Zeit ein bestimmtes Arzneimittel gefunden und zur Therapie eingesetzt. Allgemeinsymptome und konstitutionelle Zeichen spielen zunächst bei der Organotropie keine so große Rolle. Es wird versucht, das betreffende Organ *innerhalb kurzer Zeit* zu heilen.

> Dabei kommen überwiegend tiefere Potenzen bei Behandlung in Frage.

1.5.5.2 Funktionotropie

Hier wird die *gestörte Funktion eines Organsystems* beeinflußt. Dies kann z. B. die fehlerhafte Schilddrüsenfunktion, eine hormonelle Dysfunktion bei Frauen oder auch eine funktionelle Stimmstörung sein. Im Regelfall ist jedoch mehr als ein Organ an der Erkrankung beteiligt, *konstitutionelle Elemente* müssen bei der Mittelfindung mit herangezogen werden.

> Bei diesen Indikationen werden meist mittlere Potenzen eingesetzt.

1.5.5.3 Personotropie

Dies ist der *lange Weg* der Arzneimittelfindung. Es liegt ein *komplexes Krankheitsbild* vor, meistens chronischer Art, die Person in ihrer *Gesamtheit* muß behandelt werden.

> Hierzu ist die Konstitution des Patienten herauszufinden.

Unabhängig von der Krankheit, deretwegen der Patient kommt, wird nun bspw. entscheidend:

- Ängste
- Hautfarbe
- Größe
- Körpergewicht
- Psychische Besonderheiten
- Schlafgewohnheiten
- Bevorzugte und gemiedene Speisen
- Träume.

> Zur personotropen Behandlung werden im allgemeinen Hochpotenzen verwendet.

Die Behandlung ist sehr *zeitaufwendig*. Um die Anamneseerhebung zu beschleunigen, werden sehr oft homöopathische Fragebögen verwandt. Bei einer Krankheit wie dem endogenen Ekzem ist im Regelfall eine personotrope Therapie erforderlich.

1.5.6 Antagonisten von homöopathischen Mitteln

Sehr häufig kommen Patienten in die Praxis, die ein bestimmtes Krankheitsbild aufweisen, bei der die Mittelanzeige eindeutig ist und dann die *Arznei* doch *nicht wirkt*. Hier stellt sich natürlich immer die Frage, warum trotz genauer Arzneimittelsuche keine Besserung eintritt. Einerseits kann natürlich das Mittel falsch sein, was sich im Einzelfall nie ausschließen läßt, andererseits kann das Medikament *antagonisiert* werden. Hierbei kommt vor allem eine *gleichzeitige allopathische Behandlung* in Frage, wobei insbesondere *Antibiotika* und *Steroide* die homöopathische Arzneimittelwirkung stark abschwächen.

Antibiotika und Steroide:
Durch Steroide und Antibiotika wird die Aktivität des Immunsystems herabgesetzt und die Reaktivität des Körpers geschwächt, so daß eine subtile Reizbehandlung nicht mehr greift. Außerdem werden durch die Medikamente *Symptome unterdrückt,* so daß das Krankheitsbild nicht mehr in seiner *ursprünglichen* Form zur Erscheinung kommt und dadurch das richtige homöopathische *Simile* nicht mehr gefunden werden kann. Das ist z. B. bei abschwellenden Nasentropfen der Fall. Insbesondere verwischen *Schmerzmittel* die homöopathische Symptomatik und wirken homöopathischen Mitteln entgegen.

Antirheumatika:
Diese Präparate stören ebenfalls die homöopathische Behandlung sehr.

Phytotherapeutika:
Pflanzliche Medikamente sind im allgemeinen weniger beeinträchtigend, mit Ausnahme der:
- Ätherischen Öle und
- Opiate.

Minze und Kampfer können eine homöopathische Wirkung sogar vollständig aufheben.

Kampfer ist daher bei einer massiven Erstverschlimmerung infolge einer Hochpotenzgabe im Notfall geeignet, die Mittelwirkung abzuschwächen oder aufzuheben.

Genußmittel:
Häufig wird als Antagonist der Kaffee aufgeführt. Zudem können sicher auch Zigaretten homöopathische Arzneien antagonisieren. Interessanterweise schreibt Hahnemann selbst nichts über ihre Schädlichkeit. Dies hängt sicher damit zusammen, daß er selbst viel rauchte.

Amalgam:
Ein sehr häufiges Heilungshindernis kann auch Amalgam in Zahnplomben sein [14, 15, 25, 26]. Durch die Quecksilberabgabe aus den Plomben können ein *Mercurius solubilis-ähnliches Krankheitsbild* ausgelöst, oder unter Umständen homöopathische Mittel antagonisiert werden. Die stoffliche Giftwirkung durch das Zahnamalgam kann derart ausgeprägt sein, daß eine homöopathische Behandlung *behindert* wird.

Nahrungsmittel:
Im Einzelfall ist auch daran zu denken, daß Lebensmittel arzneiliche Wirkungen entfalten können, zum Beispiel:
- Gewürze (Pfeffer)
- Knoblauch
- Kräuter aller Art
- Kohl
- Zwiebeln.

Durch deren Genuß kann einerseits unter Umständen eine Arzneimittelprüfung hervorgerufen, andererseits das homöopathische Mittel antagonisiert werden.

Strahlung:
Die homöopathischen Mittel selbst können durch radioaktive Strahlung oder durch Röntgenstrahlung (bspw. bei der Gepäckkontrolle am Flughafen) *zerstört* werden.

III.

Beispielhafte homöopathische Arzneimittelbilder

1. Menge und Auswahlkriterium

Insgesamt gibt es ca. *3000 bis 5000* homöopathische Arzneimittel, die natürlich kein Arzt alle genau kennt. Um sich hier weiterzuhelfen, gibt es zahlreiche ausführliche Arzneimittellehren und Protokolle der jeweiligen Arzneimittelprüfungen. Um dem Anfänger einen Eindruck von der Wirkung homöopathischer Mittel zu geben, habe ich im folgenden 40 Arzneien ausgewählt. Es handelt sich dabei einerseits um eine Auswahl der wichtigsten Arzneien, andererseits habe ich bewußt *Cortison, MKS-Nosode* und *Okoubaka* mit aufgenommen, um an diesen drei nicht klassischen Arzneien die Weiterenwicklung der Homöopathie aufzuzeigen.

2. Die Arzneimittelbilder im einzelnen

2.1 Acidum nitricum – Salpetersäure, HNO_3.

Konstitution: Dunkle Augen, dunkle Haare, neigt zu Rissen im Bereich der Haut und Schleimhaut.

Modalitäten: *Besserung* der Symptome *beim Autofahren.*

Indikationen: Günstig bei allen Krankheiten, bei denen man theoretisch Salpetersäure als *Ätzmittel* verwenden könnte. Insbesondere gehören dazu Stimmbandpolypen, Stimmbandknötchen, granulierende Myringitis. Außerdem Rißbildungen im Bereich der Haut und Schleimhaut, vor allem am Naseneingang, am Gehörgangsdach, den Händen und am After.

2.2 Acidum sulfuricum – Schwefelsäure, H_2SO_4

Modalitäten: *Verschlimmerung* in der frischen Luft und durch Kälte, durch kaltes und feuchtes Wetter.
Besserung durch Wärme.

Indikationen: Hauptmittel bei *Asthma bronchiale* mit Atemnot und erschwerter Atmung. Schmerzen in den kleinen Gelenken, auch entzündlich bedingt. Heftiges Jucken am ganzen Körper, trockenes und juckendes Ekzem mit Neigung zu Eiterungen. Ungewöhnliche Mattigkeit, Erschöpfung und Schwäche mit Zittern, daß man es sehen kann. Zum Teil ähnliche Wirkung wie Sulfur, nur schwächer.

2.3 Aconitum napellus – Eisenhut

wächst in Gebirgsgegenden Europas und Nordamerikas. Die Pflanze enthält *Aconitin* und *Aconitinsäure,* ein sehr **starkes Gift** [14].

Modalitäten: Krankheitsbeginn infolge von *kaltem Wind,* insbesondere nachts. Der Krankheitsbeginn ist allgemein *heftig* und sehr *plötzlich.*

Indikationen: Aconit ist bei fast allen *plötzlich beginnenden Infektionskrankheiten* das erste Mittel. Es ist auch insbesondere angezeigt bei hohem Fieber mit warmen Händen und warmen Beinen. Plötzliche nächtliche Angst kann ebenfalls damit behandelt werden. Beim *Pseudokrupp* ist Aconit das erste Mittel.

Anmerkung: Verschreibungspflichtig bis D3 einschließlich.

2.4 **Allium cepa** – Küchenzwiebel

Vorkommen in Europa und Asien. Enthält Senföl, Lauchöl und Flavone.

Modalitäten: *Verschlimmerung* in Wärme.
Besserung im Freien und bei Kälte.

Indikationen: Allium cepa hilft bei *Rhinitis, Sinusitis,* auch bei allergischer Rhinitis mit wässrigem oder weißlichem Sekret bei mildem Tränenfluß. Als bewährte Indikation gilt auch noch der *Phantomschmerz.* Begleitende Symptome sind oft reichlicher Harn und übelriechende Blähungen, wie sie sich häufig nach reichlichem Zwiebelgenuß finden.

2.5 **Apis mellifica** – Honigbiene

kommt überall vor. Enthält Apisinum, Tryptophan und Histamin.

Modalitäten: *Verschlechterung* durch Wärme, durch Druck und Berührung.
Besserung durch Kälte und kalte Umschläge, frische Luft und Bewegung. Das Mittel hat eine Beziehung zur *rechten Körperhälfte. Ödeme,* die aussehen, wie nach einem Bienenstich. Insbesondere Schleimhautschwellungen, die relativ blaß sind.

Indikationen: *Otitis media acuta, Muko- und Serotympanon* als Folge einer Mittelohrentzündung, *rechtsseitige Anginen,* rechtsseitige *Tonsillarabszesse,* blasse Schwellungen der Schleimhaut mit Kältebesserung. *Reinke-Ödem, Zysten* aller Art. Außerdem Wespenstiche und massive Reaktion auf *Insektenstiche*.

2.6 **Argentum nitricum** – Silbernitrat, $AgNO_3$

Konstitution: Dunkle Patienten mit trockener Haut [24]. Typischerweise starke Platzangst und Angst, aus großer Höhe herunterzusehen. Es bestehen fast ständig Magenprobleme. Der Kranke hat eine *allgemeine Schwäche* mit Zittern, häufig Schwindel mit Ohrensausen. Beschwerden sind während der Regel verschlimmert. Schwarze Kleidung wird bevorzugt.

Indikationen: Chronische *Kieferhöhlenentzündungen,* insbesondere wenn als Begleitsymptomatik eine Magenerkrankung besteht. Lampenfieber. Folge von Quecksilberintoxikation bei Amalgamfüllungen, daher wird dieses Mittel auch zur *Amalgamausleitung* verabreicht. *Stimmbandpolypen* und Stimmbandknötchen [24].

Modalitäten: *Verschlimmerung* durch Wärme, nachts, geistige Arbeit, Liegen auf rechter Körperseite, Süßigkeiten.
Besserung in frischer Luft, kaltem Wasser.

Anmerkung: Verschreibungspflicht bis D3 einschließlich.

2.7 **Arnica montana** – Bergwohlverleih

Kommt in den Gebirgsgegenden Europas vor. Das Mittel enthält Thymol, Azulen und Flavonglykoside sowie ätherische Öle.

Konstitution: Mürrischer Mensch mit rotem Gesicht, wehrt sich gegen ärztliche Behandlung.

Modalitäten: *Verschlimmerung* durch die geringste Berührung und durch den geringsten Druck, Verschlimmerung abends oder nachts.

Indikationen: Arnica ist insbesondere ein Folgemittel nach *Unfällen* und *Traumen* aller Art. So hat sich Arnica bei Frakturen sehr bewährt, es fördert die Abheilung von Hämatomen. Man verabreicht es nach einer Tonsillektomie, um die Blutungsneigung herabzusetzen, bei Nasenbluten infolge von Nasenbeinfraktur und operativen Eingriffen aller Art. Arnica kann bei der *Hypertonie* angezeigt sein.

2.8 Arsenicum album – Arsen-(III-)Oxid, AS_2O_3

Konstitution: Arsenicum album ist eines der bei uns am häufigsten vorkommenden *Konstitutionsmittel.* Es paßt insbesondere bei Menschen mit weißer, trockener Haut voller Furchen, meistens sind sie eher schwächlich. Typischerweise liegen *Schlafstörungen* gegen 3 Uhr morgens vor. Der Patient hat *großen Durst,* allerdings können immer nur kleine Schlucke getrunken werden, da ansonsten erbrochen werden muß. Zum Arsentyp paßt ein Mensch, der so *übertrieben ordentlich* ist, daß er seine Umgebung mit seinem Ordnungssinn stört. Befehle von oben werden auf das genaueste ausgeführt. Es handelt sich um das typische Mittel der *Finanzbeamten.* Der Arsentyp neigt zu *Magenschmerzen.* Im Sommer fühlt er sich infolge der Wärme relativ gut. Südliche Urlaubsgebiete werden wegen der Wärme bevorzugt.

Modalitäten: Beschwerden typischerweise *nachts gegen 3 Uhr, Verschlechterung* durch Kälte und Anstrengung.
Besserung durch Wärme.

Indikationen: Arsen kann Mittel der Wahl bei fast allen Krankheiten sein, die regelmäßig *durch Kälte verursacht* werden. Schnupfen mit sehr scharfer Absonderung, so daß der Naseneingang gerötet ist. Hustenanfälle mit Atemnot gegen 3 Uhr und wenig Sputum. *Allergien* aller Art, wenn sonstige arsentypische Modalitäten vorliegen. Nächtliche Ängste. Bei *Magenerkrankungen* ist oft Arsen angezeigt.

Anmerkung: Verschreibungspflicht bis D3 einschließlich.

2.9 Aurum – Aurum metallicum – Gold, Au

Konstitution: Die Aurum-Konstitution fällt in der Praxis meistens relativ schnell dadurch auf, daß der Patient *extrem ungeduldig* ist und sich fast regelmäßig über die Wartezeiten beschwert, nicht nur beim Personal, sondern auch beim Arzt. Es ist praktisch unmöglich, einen Aurum-Patienten ins normale Wartezimmer zu setzen. Die Patienten haben meistens einen hochroten Kopf, der allerdings nicht überwärmt ist. Sie neigen zu einer depressiven Verstimmung mit Angst und Mutlosigkeit, sind aber häufig ärgerlich gereizt und dann unvermittelt wieder sehr fröhlich. Aurum-Patienten sind hochgradig *suizidgefährdet.* Sie leiden sehr oft an Herzerkrankungen.

Modalitäten: *Verschlimmerung* nachts und frühmorgens sowie durch Kälte.

Besserung durch Wärme und Bewegung.

Indikationen: Rötung der äußeren Nase, Rhinophym, Rosacea, Lupus erythematodes, Psoriasis. Ansonsten ist Aurum metallicum ein sehr bewährtes Mittel bei verschiedenen *rheumatischen Erkrankungen,* ähnlich wie in der Schulmedizin.

2.10 Belladonna (Atropa belladonna) – die Tollkirsche

Vorkommen in Europa und in Asien. Das Mittel enthält verschiedene Alkaloide, nämlich Hyoscyamin, Skopolamin, Atropamin, Belladonin und Skopin. Es handelt sich um ein *Polychrest.* **Atropin** ist auch ein in der Schulmedizin häufig vorkommendes Medikament.

Modalitäten: *Verschlimmerung* durch äußere Einflüsse, durch Geräusch, Licht, Berührung, Anfassen, Erschütterung, Luftzug und Kälte. Verschlechterungszeiten sind nach Mitternacht, um 15 Uhr und um 23 Uhr.

Besserung durch Wärme und durch Ruhe.

Indikationen: Belladonna kommt bei zahlreichen *Erkältungskrankheiten* in Frage, insbesondere als zweites Mittel nach Aconit. Typisch für Belladonnafieber sind kalte Füße. Belladonna ist das wesentliche Heilmittel bei *Scharlach,* aber auch bei *hochroten Tonsillen* ohne wesentliche Eiterung. Charakteristisch für Belladonna ist, daß die Krankheit relativ *schnell* auftritt. Die Schleimhäute sind trocken, die Pupillen sind erweitert. Beim Erysipel ist oft Belladonna angezeigt.

Anmerkung: Verschreibungspflicht bis D3 einschließlich.

2.11 Bryonia (Bryonia cretica ssp. dioica) – die Zaunrübe

Vorkommen in Europa. Enthält die Bitterstoffe Cucurbitacine, außerdem Bryoamarid und Bryodulcosid, die Terpene Bryonol- und Bryononsäure, die Sterine Stigmasterol und alpha-Spinasterol, sowie das Anthrachinon Chrysophansäure. HAHNEMANN selbst verwendete Bryonia alba, die nicht exakt mit der heute üblichen Bryonia dioica übereinstimmt [2].

Modalitäten: *Verschlechterung* durch Bewegung, durch Wärme. *Besserung* durch Ruhe und durch starken Druck, durch kalte Getränke und kalte Umschläge. Insbesondere besteht ein *starker Durst,* Verlangen nach großen Mengen von Wasser.

Indikationen: Starke *Gelenkschmerzen* infolge von Anginen oder grippalen Infekten mit Verschlimmerung durch Bewegung. Häufig blitzartig auftretende Nervenschmerzen. Die Schmerzen sind nachts gegen 3 Uhr schlimmer. Da die Bettwärme stört, muß der Kranke aufstehen und umherlaufen. *Husten* mit Schmerzen retrosternal, gelegentlich mit blutigem Auswurf.

2.12 Calcium carbonicum Hahnemanni, $CaCO_3$

Verwendet werden die inneren Teile zerbrochener Schalen der *Auster* Ostrea edulis.

Konstitution: Calcium carbonicum ist eines der häufigsten *Kinder-Konstitutionsmittel.* Auffallend ist eine allgemeine Frostigkeit, ein Entwicklungsrückstand, Rachitis. Die Kinder sind meistens zu dick, nach kurzer Belastung bereits erschöpft. Typisch ist ein starkes Schwitzen am Kopf, weniger am übrigen Körper. Es besteht eine *Abneigung* gegen Fleisch und Milch, Eier dagegen werden gern gegessen, insbesondere aber auch starkes *Verlangen* nach Süßigkeiten und Zucker.

Modalitäten: *Verschlimmerung* durch Kälte, durch Feuchtigkeit, zur Zeit des Vollmonds, durch körperliche oder geistige Arbeit.

Besserung durch trockene Witterung, fühlt sich bei Verstopfung wohler.

Indikationen: Calcium carbonicum ist bei *allen chronischen Krankheiten der oberen Luftwege* und des *Lymphsystems* angezeigt, insbesondere auch bei chronischer *Tonsillitis* und *adenoiden Vegetationen*. Es muß allerdings der typische Calcium carbonicum-Typ vorliegen. Außerdem ist Calcium carbonicum eines der wesentlichen Mittel bei *euthyreotem Struma*. Bei *endogenem Ekzem* wird oft Calcium carbonicum verwendet.

2.13 Causticum Hahnemanni

Causticum ist ein *Ätzstoff*, es wird aus frisch gebranntem Marmorkalk gewonnen und nach einer komplizierten Methode verarbeitet [34].

Konstitution: Der Causticumtyp ist häufig relativ leicht an seinem *sorgenvollen Aussehen* zu erkennen. Die Causticumkinder neigen zum Weinen, wenn ein anderes Kind weint. Die Erwachsenen sind ständig in Sorge um ihre Mitmenschen, sie fragen in der Praxis nach dem Wohlbefinden des Arztes. Häufig pflegen sie nahe Angehörige oder haben behinderte Kinder. Sie sind *oft tief religiös*. Sie *neigen zu Lähmungen*, die *Augenlider hängen* herunter, die *Verdauung* ist *verlangsamt*. Kinder lernen nur langsam gehen und sprechen.

Modalitäten: *Verschlimmerung* durch schönes, kaltes Wetter, durch kalte Luft, nach Durchnässung oder nach einem Bad.

Besserung durch feuchtes und regnerisches Wetter, in warmer Luft, beim Trinken von kaltem Wasser.

Indikationen: *Schwäche* und *Lähmungen aller Art*, insbesondere die Facialisparese und die Recurrensparese. Morgendliche Heiserkeit. Zerschlagenheitsgefühl, schmerzhafte Müdigkeit bei grippalen Infekten. Husten, der sich nachts in Bettwärme verschlechtert. Unfreiwilliger Harnabgang beim Husten.

2.14 **China (Cinchona succirubra)** – Chinarindenbaum

Vorkommen in Südamerika und Asien. Erstes geprüftes homöopathisches Mittel überhaupt [3]. Enthält

- Chinin,
- Chinidin,
- Cinchonin und
- Cinchonidin (Alkaloide).

Modalitäten: *Verschlimmerung* durch geringste Berührung, durch Zugluft, Folge von Säfteverlust.
Besserung durch starken Druck, durch Zusammenkrümmen und in frischer Luft.

Indikationen: *Fieber,* welches regelmäßig wiederkommt, etwa jeden dritten Tag. *Gesichtsekzeme, periodische Kopfschmerzen. Quincke-Ödem* und *Urticaria* im Gesichtsbereich.

2.15 **Cocculus (Anamirta cocculus)** – Kockelskörner

Enthält **Pikrotoxin,** ein typisches *Krampfgift,* das erregend wirkt auf die motorischen Elemente des zentralen Nervensystems des verlängerten Marks und des Rückenmarks.

Konstitution: Der Cocculusmensch ist relativ schwach und kraftlos infolge *nervöser Erschöpfung*. Ihm ist schwindlig, er schwankt hin und her und droht, nach einer Seite zu fallen. Häufig besteht gleichzeitig eine *Schwäche* und ein *Zittern* der *Glieder*.

Modalitäten: *Verschlimmerung* durch Fahren im Wagen, auf dem Schiff oder in der Eisenbahn, durch nächtliche Arbeit, wie Nachtwachen oder Kinderbetreuung, und während der Regel, außerdem beim Aufrichten aus der horizontalen Lage.
Besserung bei ruhigem Liegen oder im Sitzen.

Indikationen: Cocculus ist insbesondere angezeigt bei *otogenem Schwindel* wie z. B. dem *Morbus Ménière*. Außerdem ist es das erste Mittel bei *Reisekrankheit* und bei *Seekrankheit*. Weiterhin ist es das Mittel der Wahl bei Krankheiten, die insbesondere bei jungen Müttern infolge des nächtlichen Stillens ausgelöst werden, auch ansonsten bei *Schlafmangel,* der nicht aus einer Schlafstörung an sich resultiert, sondern aus äußerlichen Umständen.

2.16 **Conium (Conium maculatum) –** der gefleckte Schierling

Kommt in Europa, Asien und Afrika vor. Enthält *Coniin,* ein Alkaloid. Mit Conium, dem Schierlingsbecher, wurde SOKRATES getötet.

Konstitution: Es liegt eine *allgemeine Schwäche* vor, insbesondere die Augendeckel sind auch tagsüber zum Teil geschlossen, der Gang ist mühsam. Typischerweise bestehen *harte Drüsenschwellungen,* der Coniumtyp neigt zu Carcinomen, häufig tritt ein Mamma-Carcinom auf. Sexuelle Anspielungen von Greisen sind ebenfalls typisch für Conium.

Modalitäten: *Verschlimmerung* nachts im Bett, insbesondere wenn der Kopf tief liegt, Verschlimmerung durch lange sexuelle Enthaltsamkeit.
Besserung durch Bewegung und durch Gehen, durch Wärme.

Indikationen: Conium gilt als Hauptmittel beim *benignen paroxysmalen Lagerungsnystagmus.* Auch sonst ist Conium angezeigt bei *Schwindelbeschwerden* nachts im Bett. Ansonsten ist Conium indiziert bei *harten Schwellungen* im Bereich der Kopfspeicheldrüsen. Conium hat auch eine Beziehung zu *Narben* und kann lokal als *Coniumsalbe* angewandt werden.

Anmerkung: Verschreibungspflicht bis D3 einschließlich.

2.17 Cortison

Cortison ist ein *Nebennierenrindenhormon,* welches in der Schulmedizin häufig angewendet wird. Bekanntlich bestehen auch zahlreiche Nebenwirkungen. Cortison wurde 1953 in England als homöopathisches Arzneimittel geprüft, hat aber bisher in der Homöopathie keine große Bedeutung erlangt. Hier ist es als Beispiel einer neuen homöopathischen Arznei aufgeführt.

Indikationen: Man geht davon aus, daß sich bei Cortison ab der **D8** die Wirkung ändert und ein *homöopathischer Effekt* auftritt. Weil nach langer Cortisonbehandlung eine homöopathische Therapie oft wegen mangelnder Reaktionsfähigkeit sehr schwierig ist, kann diese durch Cortison in homöopathischen Potenzen als Nosode sehr stark beschleunigt werden. Von mir wurden sogar zahlreiche Patienten behandelt, bei denen allopathische Cortisonkonzentrationen keine Wirkung hatten und erst homöopathische Konzentrationen den Effekt auslösten, der eigentlich zuvor durch die allopathische Behandlung erwünscht war. So heilten *schwere endogene Ekzeme* unter homöopathischer Cortisonkonzentration ab. Außerdem kann bei *Asthma bronchiale* Cortison angezeigt sein.

2.18 Cuprum metallicum – metallisches Kupfer, Cu

Ein lebensnotwendiges Element, das in zahlreichen Enzymen vorkommt.

Modalitäten: *Verschlimmerung* durch Berührung und Druck, durch kalten Wind, nachts, bei Neumond, nach Unterdrückung eines Ausschlags.

Besserung durch Trinken von kaltem Wasser und durch Schwitzen.

Indikationen: Kupfer ist ein *Krampfmittel,* das insbesondere beim krampfartigen *Husten* angewendet wird, auch beim *Keuchhusten*. Die Krämpfe werden dadurch wesentlich gemildert. Außerdem ist Cuprum bei *Fieberkrämpfen* angezeigt, wobei bei drohendem Fieberkrampf das Fieber selbst nicht beeinflußt werden sollte, durch Cuprum kann der Krampf selbst aber unterbunden werden. Ansonsten gilt Cuprum metallicum als Hauptmittel bei *Epilepsien,* wobei hier natürlich die Behandlung nur dem Erfahrenen überlassen werden sollte.

2.19 Dulcamara (Solanum dulcamara) – der bittersüße Nachtschatten

Vorkommen in Europa, Afrika und Asien. Enthält
- Lycoxanthin,
- Lycopin,
- Soladulcidin und
- Tomatidin.

Konstitution: Der Dulcamaratyp wird *regelmäßig nach Regen krank* oder nach dem Baden. Es handelt sich häufig um *blonde* und *rothaarige* Patienten mit *Sommersprossen.* Es sind oft *Herrschertypen,* die andere unterjochen wollen und dabei relativ brutal vorgehen können. Sie neigen zu urtikariellen *Hautausschlägen.*

Modalitäten: *Verschlimmerung* durch Feuchtigkeit und Nässe aller Art, auch durch Kälte. Verschlechterung vor allem im Regen.

Besserung durch äußere Wärmeanwendung und Bewegung.

Indikationen: Dulcamara ist praktisch immer als *erstes Mittel* angezeigt, wenn eine *Erkrankung nach Durchnässung* auftritt. Dies sind z. B. die häufigen Badeotitiden im Sommer, aber auch Halsschmerzen und Nebenhöhlenentzündungen, die nach Freibad- oder Hallenbadbesuch auftreten. Bei Personen, die praktisch regelmäßig nach dem Baden erkranken, kann prophylaktisch **Dulcamara D6** vor und nach dem Schwimmen verordnet werden. Dulcamara ist außerdem Mittel der Wahl bei **Heuschnupfenbeschwerden** im August. Bei einer *Kälteurticaria* hilft Dulcamara prompt. Für das Dulcamaraekzem sind eiternde Pusteln typisch. Die Hände und Füße sind eiskalt. Es besteht großer Durst auf kalte Getränke. Bei der *Cystitis,* die nach Unterkühlung auftritt, ist Dulcamara das Hauptmittel.

2.20 **Hyoscyamus (Hyoscyamus niger)** – das Bilsenkraut

Vorkommen in Europa und Asien. Enthält die Alkaloide Hyoscyamin und Scopolamin.

Modalitäten: *Verschlimmerung* nachts, während der Regel, im Liegen, durch Kälte.

Besserung durch Bücken und durch Wärme.

Indikationen: Hyoscyamus niger ist insbesondere angezeigt bei *Hustenbeschwerden,* die sich beim Hinlegen verschlechtern (»homöopathisches Codein«). Weiter wird Hyoscyamus verwendet bei *hypofunktioneller Dysphonie,* um die Stimmbänder insgesamt zu kräftigen und die supraglottische Spannung abzubauen. Hyoscyamus in hohen Potenzen wirkt mehr auf die Psyche, insbesondere bei *Delirien,* und es ist das Hauptmittel bei *religiösen Wahnvorstellungen.* Hyoscyamus ist auch ein Mittel zur Behandlung von *Narkoseschäden.*

Anmerkung: Verschreibungspflicht bis D3 einschließlich.

2.21 **Kalium bichromicum** – Kaliumdichromat, $K_2Cr_2O_7$

Modalitäten: *Verschlimmerung* gegen 3 Uhr morgens, durch kaltes Wetter, durch Kaffee.

Besser durch feuchtwarmes Wetter, tagsüber, durch Vornüberbeugen.

Indikationen: *Schnupfen* mit zähem, fadenziehendem Sekret. *Sinusitis* mit ausgeprägten Oberkieferschmerzen und Druck über den Nasenwurzeln. *Herpangina.* Außerdem kann Kalium bichromicum beim *Morbus Crohn* und der *Colitis ulcerosa* angezeigt sein.

2.22 **Lachesis (Lachesis muta)** – der Buschmeister

Die sehr giftige Schlange kommt in Mittel- und Südamerika vor. Enthält Hämolysine und Hämagglutinine.

Konstitution: Lachesispatienten sind *magere, nervöse, cholerische* Patienten, die vor allem bei Föhnwetter und plötzlicher

Wärme in der Praxis erscheinen. Sie zeichnen sich durch eine gewisse *Falschheit* aus. Sie *reden ununterbrochen* ohne jeden Zusammenhang. Dabei schimpfen sie sehr gern auf vorbehandelnde Ärzte. Lachesispatienten leiden häufig unter einer ausgeprägten *Eifersucht*.

Modalitäten: *Verschlimmerung* nach Schlaf, »schläft sich in die Verschlimmerung hinein«, durch Wärme, durch Zusammenschnürung, vor der Regel.

Besserung durch Körperausscheidungen. Lachesis ist ein ausgesprochen *linksseitiges* Mittel und ist das Heilmittel der Wahl, wenn Beschwerden bzw. Krankheiten von links nach rechts ziehen.

Indikationen: Lachesis ist ein sehr *stark wirkendes* homöopathisches Mittel. Es kann bei *septischen Zuständen* angewandt werden.

Lachesis ist Bestandteil der Dreierspritze, dem **»homöopathischen Antibiotikum (Echinacea D4, Lachesis D12** und **Pyrogenium C30)** und kann bei hochfieberhaften Infekten aller Art angewandt werden. Es ist insbesondere auch ein gutes Mittel bei linksseitiger *Angina* und linksseitiger *Mittelohrentzündung*. Außerdem hilft Lachesis bei linksseitigen *Kopfschmerzen,* die durch Wärme schlimmer werden.

Anmerkung: Verschreibungspflicht bis D3 einschließlich.

2.23 Luesinum

Luesinum ist eine *Nosode,* die aus den Sekreten luetischer Geschwüre hergestellt wird. Es gehört zu den drei großen *Erbnosoden*:

Tuberkulinum	—	Medorrhinum	—	Luesinum

Modalitäten: *Verschlimmerung* nachts, durch Feuchtigkeit und am Meer.

Besserung tagsüber, bei langsamer Bewegung und im Gebirge.

Indikationen: Luesinum kommt als *Zwischenmittel bei chronischen Krankheiten* in Frage, insbesondere bei adenoiden Vegetationen und chronischer Tonsillitis [27]. Luesinum ist das Mittel der Wahl bei angeborenen Erkrankungen, speziell beim angeborenen Schnupfen. Bei chronischen Krankheiten von Adoptivkindern hilft sehr oft Luesinum. Es kann auch angezeigt sein bei Schlafstörungen infolge nächtlicher Ängste.

2.24 Lycopodium (Lycopodium clavatum) – der Bärlapp

Bärlapp ist wohl die älteste noch vorkommende Pflanze, die bei uns überall wächst. Enthält Clavatin und Lycopodin. Es handelt sich um ein *Polychrest.*

Konstitution: Lycopodiumpatienten begegnen uns in der Praxis recht *häufig*. Den ersten Hinweis auf einen Lycopodiumpatienten haben wir bereits, wenn wir den Patienten noch gar nicht gesehen haben. Die Namen sind relativ häufig typisch, seltsamerweise haben auffallend viele Lycopodiumpatienten ein »**Y**« im Namen. Häufig vermerken wir Namen mit Adelstiteln, Doppelnamen und klangvolle Namen. In der Regel sind es Privatpatienten.

Lycopodiumpatienten stehen meistens relativ hoch in der gesellschaftlichen Hierarchie, in bestimmten Berufsgruppen finden sich weit über 50% Lycopodiumpatienten, so bei Politikern, Juristen, Dirigenten usw.

Ein Lycopodiumpatient gibt nur an der Anmeldung in der Praxis seinem Ärger Ausdruck, wenn er warten muß, nicht aber beim Arzt, dazu ist er zu *feige*. Er versucht überhaupt, immer dem Ärger aus dem Wege zu gehen, will aber *hintenherum nach oben* gelangen.

Lügen fällt dem Lycopodiumpatienten nicht schwer, allerdings nur, wenn er damit rechnet, nicht erwischt zu werden. Die Lycopodiumpatienten sind relativ gut angezogen und legen viel Wert auf den *äußeren Schein*. Sie leiden praktisch alle unter *Verdauungsstörungen* und essen sehr gern *Süßigkeiten,* auch sind sie dem *Alkohol* nicht abgeneigt. Sie *kränken* sehr *gern andere* Menschen, *reagieren selber* aber *auf Kränkung* sehr *empfindlich.* Lycopodiumkinder *können* beim Spielen *nicht verlieren. Entscheidungen* schieben sie gern hinaus. Sie heiraten relativ spät.

Modalitäten: *Verschlimmerung* von 16–20 Uhr und durch Schlaf.

Besserung im Freien, durch Bewegung, durch warme Speisen und Getränke, insbesondere durch Süßigkeiten. Lycopodium ist ein ausgesprochen *rechtsseitiges* Mittel und hilft gut bei Krankheiten, die von rechts nach links wandern (Lachesis umgekehrt).

Indikationen: Lycopodium kann bei fast allen Krankheiten in Frage kommen, wenn ein Lycopodiumtyp dahintersteckt. Insbesondere ist Lycopodium Mittel der Wahl beim **Heuschnupfen,** bei chronischen *Schnupfenbeschwerden* ohne Geruchsstörung, bei rechtsseitigem *Tinnitus,* bei rechtsseitiger *Angina* und rechtsseitiger *Otitis media*. Häufig ist Lycopodium auch Mittel der Wahl, wenn *subjektiv* ein sehr *großer Krankheitsdruck* besteht, der sich aber nur selten objektivieren läßt. Bei chronischen *Ekzemen,* insbesondere im Nackenbereich, heilt oft Lycopodium. Ebenfalls können *Pneumonien* damit behandelt werden.

2.25 Medorrhinum

Medorrhinum ist eine *Erbnosode,* die aus dem **Trippergift** des akuten und chronischen Stadiums gewonnen wird.

Konstitution: *Unruhige* Menschen, die in *ständiger Eile* sind. Sie sind *sehr vergeßlich*. Leicht reizbar und *hypersensibel*. Sie neigen zu *Alkoholgenuß* und *stimulierenden* Mitteln. Die Konstitution von Medorrhinum findet sich häufig bei US-Amerikanern.

Modalitäten: *Verschlimmerung* tagsüber, besonders am Vormittag, durch Denken an seine Beschwerden, im Gebirge, bei Hitze und während eines Gewitters.

Besserung nachts, bei Liegen auf dem Bauch, bei feuchtem Wetter und am Meer.

Indikationen: *Chronische* Krankheiten benötigen als *Zwischenmittel* häufig Medorrhinum, insbesondere *adenoide Vegetationen* oder die *chronische Tonsillitis,* ebenso die chronische *Sinusitis*. Als eines der Hauptmittel der *Sykose* sind oft *Warzen* eine Indikation für Medorrhinum.

2.26 Mercurius solubilis

Es handelt sich um eine Mischung von Mercurioamidonitrat $NH_2Hg_2NO_3$ mit Quecksilber und Mercurooxyd Hg_2O.

Konstitution: Der Mercuriustyp ist ein *Lymphatiker,* der *ständig friert.* Er hat starken *Mundgeruch;* ist sehr *zugempfindlich* und neigt leicht zu *Schnupfen* und *rheumatischen* Beschwerden mit *nächtlichem Schweiß.* Der Mercurtyp ist *ängstlich,* leicht *aufbrausend* und hastig *überstürzt.*

Modalitäten: *Verschlimmerung* nachts und durch Bettwärme, durch Bewegung, durch kalte Luft, durch feuchtes und regnerisches Wetter und durch Schwitzen.
Besserung durch Ruhe.

Indikationen: Mercurius solubilis ist das *Hauptmittel bei akuter eitriger Angina,* auch mit Ulcerationen und Gangränneigung. Mercurius folgt gelegentlich bei *akuten Entzündungen* auf Belladonna. Außerdem ist Mercurius solubilis Mittel der Wahl bei langandauernden *Halslymphknotenschwellungen.* Bei Krankheiten der *Speicheldrüsen,* z. B. bei der Sialolithiasis und Sialadenose der Glandula parotis oder submandibularis ist meistens Mercurius das *Mittel erster Wahl.*

Anmerkung: Ein Großteil unserer Patienten leidet infolge der zahnärztlichen Versorgung an einer *Quecksilbervergiftung.* Wenn bei einem Patienten Mercurius solubilis sehr häufig angezeigt ist, ist dies verdächtig für eine entsprechende Vergiftung und muß abgeklärt werden [25, 26].

2.27 MKS-Nosode – Nosode der Maul- und Klauenseuche

Die MKS-Nosode ist *kein klassisches* homöopathisches Mittel, es ist erst in jüngster Zeit in die homöopathische Behandlung eingeführt worden. Man kann hoffen, daß es in der nächsten Zeit noch im homöopathischen Sinn geprüft wird und sich dabei die Indikationen möglichst noch erweitern. Hier ist die Nosode als Beispiel eines relativ kleinen, noch nicht ausreichend geprüften Mittels aufgeführt. Da es aber bei der untengenannten Indikation *erstaunliche Erfolge* bringt, die mit anderen homöopathischen Mitteln oder mit der Schulmedizin nicht zu erreichen sind, sei es an dieser Stelle erwähnt.

Indikationen: MKS-Nosode kann als *Erstmittel* bei allen Krankheiten verabreicht werden, die die Symptome einer Maul- und Klauenseuche haben. Dazu gehört insbesondere die *Stomatitis aphthosa*. Die Erfolge sind verblüffend.

2.28 **Natrium muriaticum (Natrium chloratum)** – Kochsalz, NaCl

Es handelt sich um eines der *Polychreste* in der Homöopathie.

Konstitution: Die Patienten fallen dadurch auf, daß sie stark *depressiv* wirken, als ob sie sich dafür *entschuldigen* wollten, daß sie überhaupt da sind. Sie neigen zu *Hypochondrie, Trost verschlimmert* fast immer. Die Patienten wirken insgesamt sehr *schwach*. Natrium muriaticum *Kinder verstekken sich* hinter der Mutter. Es besteht ein großes *Verlangen nach Salz*. Die Patienten sind meistens *untergewichtig*. Sie wollen ihre *Ruhe*.

Modalitäten: *Verschlimmerung* durch körperliche oder geistige Beschäftigung, nach der Regel, durch Hitze, am Meer, gegen 10 Uhr morgens, durch tröstenden Zuspruch. Die Beschwerden nehmen typischerweise mit dem Lauf der Sonne zu und wieder ab.

Besserung beim Liegen, bei leerem Magen, beim Waschen und kalten Bädern.

Indikationen: *Sinusitis frontalis* mit starken Schmerzen im Stirnbereich. Das Mittel ist auch angezeigt bei chronischen Schmerzen in diesem Bereich. Natrium muriaticum ist zudem ein *Ekzemmittel,* insbesondere bei Ekzemen im Nackenbereich. Ekzeme hinter den Ohren und an der Stirn-Haargrenze, *Asthma bronchiale*. Stockschnupfen mit Hustenreiz und Kitzelhusten.

2.29 **Nux vomica (Strychnos nux vomica)** – der Brechnußbaum

Vorkommen in Indien und Australien. Enthält Bruzin und **Strychnin**. Es handelt sich wiederum um eines der *Polychreste* in der Homöopathie.

Konstitution: Der Nux vomica-Patient fällt häufig bereits durch den *Händedruck* auf, der *extrem fest* ist. Die Patienten sind sehr warm angezogen und *frieren stark*. Sie sind meistens *mager,* das *Gesicht* ist häufig *schmutziggelb*. Sie reagieren sehr *geräuschempfindlich*. Sie neigen dazu, *sich zu produzieren* und fahren z. B. relativ teure Autos. Sie sind *ständig gehetzt* und *essen viel zu rasch*. Wegen des Schweregefühls im Magen nach den Mahlzeiten benötigen sie *Alkohol*. Der Nux vomica-Patient neigt zu ungesunder Ernährung und zum Rauchen. Er weiß dies, gegen die Folgen nimmt er gerne reichlich Medikamente ein.

Modalitäten: *Verschlimmerung* morgens, gleich nach dem Erwachen, nach den Mahlzeiten, durch Kälte und durch Berührung.

Besserung abends, bei starkem Druck und feuchtem Wetter.

Indikationen: Nux vomica ist häufig gut als *erstes Mittel nach längerer allopathischer Behandlung,* um die Reizantwort auf homöopathische Mittel zu erhöhen. Nux vomica kann bei *Stockschnupfen* mit Trockenheit der Nase und gelegentlichem Nasenbluten angezeigt sein. Der Schnupfen bessert sich typischerweise besser im Freien und wird schlimmer in geschlossenen Räumen.

Bei *Magenerkrankungen* infolge Streßbelastung ist oft Nux vomica angezeigt.

Anmerkung: Verschreibungspflicht bis D3 einschließlich.

2.30 Okoubaka (Okoubaka aubrevillei) – Pflanze in Westafrika

Okoubaka ist ein relativ junges homöopathisches Arzneimittel. Es wurde erst 1972 eingeführt. Das Arzneimittel ist im homöopathischen Sinn noch nicht ausreichend geprüft, es liegen aber zahlreiche *Erfahrungsberichte* vor [54]. Die Erfolge bei der Behandlung mit Okoubaka sind recht gut, so daß in diesem Zusammenhang unbedingt auf dieses neue Arzneimittel hingewiesen werden muß.

Indikationen: Okoubaka ist ein *Mittel zu Entgiftung*. Es kann nach Intoxikationen eingesetzt werden. Hierzu zählt auch eine lange allopathische Medikation, insbesondere die *häufige*

Antibiotikagabe. Okoubaka ist das Hauptmittel bei *Nahrungsmittelallergien*. Bei *Durchfällen* mit Übelkeit und Erbrechen ist es oft angezeigt. Okoubaka kann *prophylaktisch in tropischen* Ländern angewandt werden, wenn mit einem Durchfall gerechnet werden muß.

2.31 **Phosphor** – gelber Phosphor, P

Es handelt sich um eines der *Polychreste*.

Konstitution: Die Phosphorpatienten sind meistens *blond,* relativ *groß* und *schlank,* das Gesicht ist lang und mager. Sie sind *sensibel* und besitzen eine *lebhafte Intelligenz*. Sie *produzieren sich gern* vor anderen Menschen, Schauspieler sind häufig Phosphortypen. Sie reagieren sehr *empfindlich auf* äußere Einflüsse wie *Lärm, Tabakrauch* und *Gestank*. Sie neigen gelegentlich zum *Größenwahn*.

Modalitäten: *Verschlimmerung* während eines Gewitters, durch geistige Anstrengung, durch kalte Luft.
Besserung durch kalte Speisen und kaltes Wasser.

Indikationen: Phosphor ist das *Hauptmittel bei Nasenbluten*. Außerdem ist es das erste Mittel bei der *Aphonie* und abendlicher Heiserkeit. Häufig ist Phosphor bei *Asthma bronchiale* und der *Pneumonie* angezeigt. Es wird auch verabreicht, um Schäden durch Hormone (z. B. der Anti-Baby-Pille) zu lindern.

Anmerkung: Verschreibungspflicht bis D3 einschließlich.

2.32 **Phytolacca (Phytolacca americana)** – die Kermesbeere

Enthält *Phytolaccatoxin,* ein Saponin.

Modalitäten: *Verschlimmerung* nachts, durch Druck, durch Aufenthalt in Kälte.
Besserung im Liegen.

Indikationen: Typisch für Phytolacca sind *aufsteigende Infekte*. Die Phytolaccaangina zeichnet sich durch den Schleimhautbefund im *Rachen* aus, der Rachen ist dunkelrot, typischerweise bestehen starke *Ohrenschmerzen* ohne objektivierbare Symptome am Ohr. Phytolacca hat eine Wirkung auf die weibliche Brustdrüse, durch Phytolacca **D4** wird die *Milchsekretion unterdrückt,* durch Phytolacca **D12** *angeregt*. Daher ist bei *schwangeren* oder *stillenden* Frauen **Vorsicht** angezeigt. Phytolacca D4 zusammen mit Bryonia D4 ist eine sehr effektive Therapie bei der *Stillmastitis*.

2.33 Psorinum

Psorinum ist eine wichtige *Nosode*. Sie wird aus der serösen eitrigen Flüssigkeit eines Krätze-Ausschlags gewonnen.

Konstitution: Psorinumpatienten zeichnen sich durch ein *extremes Frieren* aus. Sie brauchen selbst im Sommer einen Pelzmantel. Der Patient ist schwächlich, er hat ein blasses, kränkliches Gesicht und häufig Ausschläge. Der Psorinumpatient hat meistens *schlechte Laune,* wegen seiner Schwäche kann er nichts unternehmen. Er ist *ständig hungrig* und muß auch nachts essen. Er leidet an einem häufigen *Juckreiz*.

Modalitäten: *Verschlimmerung* durch Kälte, im Winter, vor Gewitter, durch Kaffee.
Besserung durch Wärme, beim Liegen, beim Essen, durch starken Druck.

Indikationen: Häufige *Anginen* beim geringsten Luftzug. **Heuschnupfen** mit *Asthma* und *Ekzemen. Chronische Ostitis media* mit stinkendem Eiter. *Chronischer Husten* mit grünlicher Exspektoration im Wechsel mit einem Hautausschlag. *Innenohrschwerhörigkeit*.

2.34 Pulsatilla (Pulsatilla pratensis) – die Wiesenküchenschelle

Vorkommen in Europa und Asien. Eines der *Polychreste*. Enthält das Alkaloid *Protoanemonin*.

Konstitution: Es handelt sich *meistens um Frauen* mit *blassem* Gesicht, *blonden* Haaren und *blauen* Augen. Sie *weinen* relativ *schnell* beim Erzählen ihrer Beschwerden. Die Frauen *frösteln* viel, haben *keinen Durst*. Meistens liegen *Periodenstörungen* aller Art vor. Sie können *nie »Nein« sagen*. Auffallenderweise verschwinden während einer Schwangerschaft praktisch alle Krankheitserscheinungen, die Schwangerschaften verlaufen unproblematisch. Die Pulsatillafrauen haben daher oft viele Kinder. *Pulsatillamänner* sind sehr schüchtern, *haben* insbesondere *Angst vor Frauen*.

Modalitäten: *Verschlimmerung* durch Hitze, im warmen Zimmer, durch fette Speisen, durch Ruhen, abends und nachts. *Besserung* in frischer Luft und durch kalte äußere Anwendungen. Das Mittel hat eine *Beziehung zur rechten Seite*.

Indikationen: Pulsatilla ist das erste Mittel bei *Mittelohrentzündungen* bei Kindern und Frauen. Außerdem kann Pulsatilla bei entsprechenden Typen mit *Kopfschmerzen, Migräne* und *Gesichtsneuralgie* angewandt werden. Der *Pulsatillaschnupfen* ist typischerweise *einseitig,* es findet sich übelriechendes, dickes gelbes Sekret. Der Pulsatillahusten ist trocken und krampfartig mit zähem, schleimigem, bitterschmeckendem Sekret und Harnabgang beim Husten. Für *Pulsatillarheuma* ist typisch, daß *kalte Anwendungen bessern*. Ein Versuch mit **Pulsatilla D200** einmalig nach der Menses lohnt sich bei *funktioneller Infertilität*.

Anmerkung: Verschreibungspflicht bis D3 einschließlich.

2.35 Rhus toxicodendron – Giftsumach

Vorkommen in Amerika. Enthält *Urushiol,* ein Brenzkatechinderivat.

Modalitäten: *Verschlimmerung* durch Ruhe, durch kaltes, feuchtes, regnerisches Wetter, nachts, besonders nach Mitternacht.

Besserung durch Bewegung, durch Wechseln der Lage, durch warmes, trockenes Wetter, durch warme Anwendungen.

Indikationen: Rhus toxicodendron ist bei allen Krankheiten angezeigt, die den Patienten *nachts aus dem Bett heraustreiben*. Er kann nicht ruhig sein, er muß sich ständig bewegen. Diese Modalität trifft häufig auf *Allergien* zu, insbesondere auf das *endogene Ekzem* mit starkem Juckreiz nachts. Typisch für Rhus toxicodendron sind *bläschenartige* und *herpetiforme Effloreszenzen*. Auch bei *rheumatischen* Krankheiten, bei denen der Patient nachts im Bett keine Ruhe findet, beziehungsweise Wärme und Bewegung die Beschwerden lindern, ist Rhus toxicodendron angezeigt.

2.36 Sepia (Sepia officinalis) – der Tintenfisch

Vorkommen im Atlantik und im Mittelmeer. Enthält
- den Farbstoff Melanin,
- Calcium carbonicum,
- Magnesium carbonicum,
- Natrium sulfuricum,
- Kochsalz sowie
- Eisen.

Konstitution: Es handelt sich meistens um *Frauen* mit *dunklen* Haaren und *blauen* Augen, typischerweise haben sie *gelb-braune Flecken* im Gesichtsbereich. Sie neigen zu einer starken *Schweißbildung* unter den *Achseln*. Sie haben oft einen *Oberlippenbart*. Häufig liegt eine *Depression* vor. Die Familie kann den Sepiafrauen gelegentlich völlig gleichgültig sein. Die Lieblingsfarbe ist auffallenderweise blau [46], auch fühlen sich Sepiapatienten am Meer sehr wohl. Sepiafrauen nehmen oft *dominierende* Stellungen im Geschäftsleben ein.

Modalitäten: *Verschlimmerung* morgens und abends, bei Neu- und Vollmond.
Besserung nachmittags durch körperliche Bewegung.
Sepia ist bevorzugt ein *linksseitiges* Mittel.

Indikationen: *Erschöpfungszustand, Kopfschmerzen* und *Migräne* bei Sepiafrauen. *Chronische Tonsillitis* bei Sepiafrauen. *Linksseitige chronische Otitis* oder *chronische Sinusitis, Ekzeme* im Kinnbereich, *Periodenstörungen, Senkungsbeschwerden,* Schwäche des *Beckenbodens*.

2.37 Silicea (Acidum silicicum) – Kieselsäure, $SiO_2 \cdot {}_nH_2O$

Konstitution: Es handelt sich um Patienten, die sehr *stark frieren* und sich grundsätzlich warm anziehen müssen. Sie neigen zu ausgesprochenen *Schweißfüßen*. Typischerweise treten *Beschwerden* in etwa *vierwöchigem Rhythmus* auf, unabhängig von der Menstruation. Es besteht meist eine *Schwitzneigung* an Kopf, Hals, Nacken und im Gesicht. Die Haut ist schwach, blaß. Die *Mandeln* sind häufig verdickt. Die Patienten neigen häufig zu einer *Eiterbildung*.

Modalitäten: Extreme Kälteempfindlichkeit.

Verschlimmerung durch Kälte, während der Regel, auffallenderweise bei Neu- und Vollmond, durch Geräusch und Licht.

Besserung durch Wärme.

Indikationen: Silicea ist eines der *Hauptmittel bei Eiterungen* aller Art. So ist die *chronische eitrige Tonsillitis* häufig eine Indikation von Silicea, insbesondere bei vergrünenden Streptokokken. Ansonsten wird Silicea bei *Fistelbildungen* mit und ohne Eiterung aller Art angewandt, so auch bei medianen und lateralen Halsfisteln oder bei Analfisteln. Ebenso ist Silicea angezeigt bei der chronischen *Mittelohrentzündung*. Außerdem wird Silicea oft bei *Folgekrankheiten von Impfungen* gegeben.

2.38 Sulfur – Schwefel, S

Es handelt sich um ein *Polychrest*.

Konstitution: Der Sulfurtyp begegnet uns relativ *häufig*. Er ist meist *gut genährt, robust* und zeigt äußerlich eine gute Gesundheit. Er wirkt sehr lässig, die *Körperhaltung* ist *schlaff*. Die *Haut* fühlt sich *sehr warm* an, das *Gesicht* ist *rot*.

Wegen der Wärme muß er nachts die Füße zum Bett herausstrecken. *Gegen 11 Uhr muß er* beim Arbeiten unbedingt eine *Pause einlegen und* etwas *essen*. Die *Lippen* sind häufig *extrem rot*. Der Sulfurpatient neigt zu *Ekzemen* aller Art. Er *wäscht sich ungern* mit *kaltem* Wasser, daran lassen sich kleine Kinder häufig schon als

Sulfurtyp erkennen. *Wasser verschlechtert* viele Beschwerden. Er *liebt* besonders *Süßigkeiten* und *Alkohol*. Er ist allgemein relativ *schlampig* und neigt dazu, nur Arbeiten durchzuführen, die er gern macht. Er läßt sich nicht zu unbequemen Arbeiten zwingen. Er neigt zum Philosophieren und geistreichen Debattieren. Er ist der *»Philosoph in Lumpen«*.

Modalitäten: *Verschlimmerung* durch Bettwärme, durch sich waschen, morgens nach dem Aufstehen, um 11 Uhr und um 12 Uhr.

Besserung durch trockenes und warmes Wetter.

Indikationen: Sulfur paßt bei allen möglichen Erkrankungen, wenn es sich bei dem Patienten um einen *Sulfurtyp* handelt. Es ist häufig ein *Gegenmittel nach* langwieriger *Antibiotikagabe*. Sulfur ist häufig ein *Zwischenmittel bei chronischen Beschwerden* und bei *Allergien*.

Sulfur gilt als *allgemeines Erholungsmittel* nach *grippalen Infekten* und sonstigen *Infektionskrankheiten*. Es besteht häufig ein *Stockschnupfen,* zum Teil auch ein wundmachender, brennender Schnupfen. Chronische Entzündung der Stimmbänder kann auf Sulfur hindeuten. Bei *Ekzemen* aller Art kann Sulfur verabreicht werden, allerdings mit **großer Vorsicht,** da sehr leicht **massive Erstverschlechterungen** auftreten können.

2.39 **Thuja (Thuja occidentalis)** – der kanadische Lebensbaum

Es handelt sich um ein *Polychrest*. Vorkommen in Europa und Amerika. Enthält d-alpha-Thujon, Isothujon und l-Fenchon und l-Campher.
Die Pflanze ist **sehr giftig**.

Konstitution: Fettiges, glänzendes Gesicht, blaßblaue Lippen, *Venen an der Nase sind sichtbar*. Die *Schläfenarterien treten stark hervor*. Es finden sich an der *Haut* häufig Warzen, Muttermale, Papeln, Knötchen und Höcker. Der *Schweiß stinkt*. Der Thujapatient ist typischerweise *hastig* und *ungeduldig,* er *wird wegen Kleinigkeiten* schnell *zornig*.

Modalitäten: *Verschlimmerung* nachts, durch Bettwärme, durch Kälte, durch feuchte Luft, um 3 Uhr und um 15 Uhr.

Besserung durch Druck und durch Ausstrecken der Glieder.

Es handelt sich um ein *linksseitiges Mittel.*

Indikationen: Thuja ist das *Hauptmittel bei Warzen* aller Art. Es ist das wichtigste *Folgemittel bei Schäden durch Impfungen.* Bei *grünem Schnupfen* ist Thuja das erste Mittel. Typisch für den Thujahusten ist ein gelblich-grüner Auswurf.

Außerdem ist Thuja das *Hauptpolypenmittel,* insbesondere auch bei Gehörgangspolypen, Nasenpolypen und bei Stimmbandpolypen. Auch bei *Larynxpapillomen* kann Thuja angewandt werden. Es ist eines der *Hauptmittel der Sykose.*

2.40 Tuberkulinum

Es handelt sich um die *Nosode der Tuberkulose.* Sie wird hergestellt aus dem Auswurf Tuberkulosekranker, der Tuberkulosebakterien enthält.

Konstitution: Es besteht eine *extreme* Neigung zu *Reisen,* der Tuberkulinumpatient möchte nie am gleichen Ort bleiben. Der Tuberkulinumtyp hat eine Abneigung gegen Süßigkeiten. Er ißt relativ viel, magert aber dennoch ab und ermüdet leicht. Er wird deshalb *arbeitsscheu.* Es besteht eine ausgeprägte *Erkältungsneigung,* insbesondere in kalter Luft. Der Tuberkulinumpatient ist *ständig verschnupft.*

Modalitäten: *Verschlimmerung* durch Bewegung, durch einen Sturm und beim Aufrechtstehen.

Indikationen: Tuberkulinum kann als Erbnosode bei zahlreichen Krankheiten als *Zwischenmittel* gegeben werden, insbesondere bei *adenoiden Vegetationen* und *chronischer Tonsillitis* [27]. Tuberkulinum ist auch angezeigt bei einem *Ekzem* mit heftigem Jucken, das sich beim Auskleiden und durch Baden mit starker Abschuppung verschlimmert. Oft ist Tuberkulinum bei *Allergien* aller Art angezeigt.

IV.
Therapeutische Praxis

1. Konkretes Vorgehen in der homöopathischen Praxis am Beispiel exemplarischer Krankheiten

Homöopathen sind alle Individualisten. Dementsprechend geht jeder homöopathische Arzt ein Problem etwas anders an. Die folgenden Hinweise haben daher keinen Ausschließlichkeitsanspruch, sie deuten lediglich an, wie Krankheiten bzw. kranke Patienten in der täglichen Praxis behandelt werden können. Beispielhaft seien einige gut abgrenzbare Krankheiten aufgeführt und ihre *funktiotrope Behandlung* dargestellt. Anschließend wird beschrieben, wie man bei einer *Konstitutionsbehandlung* vorgeht. Ständig notwendig sind *Repertorien* und *Arzneimittellehren* zur Mittelfindung.

1.1 Akute Mittelohrentzündung bei Kindern

1.1.1 Diagnosehinweise

Die akute Mittelohrentzündung bei Kindern ist als Krankheitsbild sehr gut geeignet, um in die Homöopathie einzusteigen. Daher ist diese Erkrankung im Folgenden recht ausführlich beschrieben. Die Symptome wie Schmerzen und Fieber sind einfach zu deuten, das Trommelfell als Organ kann leicht beobachtet werden. Die Heilung erfolgt recht schnell, so daß sich beim behandelnden Arzt Erfolgserlebnisse einstellen. Gefährliche Komplikationen sind im Regelfall nicht vor zwei Wochen zu erwarten.

> Bei falscher Therapie droht dann allerdings als gefährliche Komplikation eine Mastoiditis oder ein Hirnabszeß [5].

Notfalls kann die homöopathische Behandlung jederzeit abgebrochen und schulmedizinisch weiterbehandelt werden.
Nach der konventionellen Medizin können wir akute Mittelohrentzündungen aufteilen in

- bakterielle und
- virale

Entzündungen, wobei dann noch – je nach Erregerart – weiter differenziert werden kann.

Bakterielle Entzündung:
Die bakteriellen Mittelohrentzündungen zeichnen sich meist durch plötzliches Auftreten, starke Schmerzen und Fieber aus, das Trommelfell ist stark diffus gerötet. Die viralen Mittelohrentzündungen verlaufen protrahierter, treten oft nach einem längeren Schnupfen auf, die Schmerzen sind weniger stark.

Virale Entzündung:
Es findet sich bei der viralen Mittelohrentzündung charakteristischerweise eine blasenförmige Vorwölbung des Trommelfells. Bei beiden Formen kann das Trommelfell platzen, Eiter oder Sekret fließen nach außen. Ein Polyp kann durch das Trommelfell nach außen wachsen.
Unter homöopathischen Gesichtspunkten muß noch weiter differenziert werden. Es kommt darauf an, ob die Erkrankung *rechts, links* oder *beidseits* auftritt, gegebenenfalls auf welcher Seite zuerst. Die »Causa« ist wichtig, z. B. Folge von Wind, Durchnässung, Impfung usw. Außerdem sind *Begleiterkrankungen* und die *Vorbehandlung* zu beachten.

1.1.2 Therapieschritte

Während bei Erwachsenen relativ selten akute Mittelohrentzündungen vorkommen, ist die Otitis media acuta bei Kindern sehr häufig. Meistens beginnt die Erkrankung plötzlich einseitig und ist mit sehr starken Schmerzen verbunden.

Aconitum D30 (Erstmittel)
3 × 5 Kügelchen im Abstand
von 2 Stunden.

Anschließend wird die Behandlung fortgesetzt mit:

Pulsatilla D2
Alle 2 Stunden 5 Globuli.

Bei sehr starken Schmerzen helfen *Zwiebelwickel* gut. Zu diesem Zweck werden Zwiebeln kleingeschnitten, über Wasserdampf oder im Mikrowellenherd erwärmt und anschließend in einem kleinen Säckchen auf das Mastoid hinter dem Ohr gelegt. Reicht dies nicht aus, wird zusätzlich:

Capsicum D6
Bis zu 5 Tabletten täglich;

verabreicht.

Allerdings sollten zwei homöopathische Mittel möglichst nicht nebeneinander gegeben werden, sodaß diese Verordnung die Ausnahme bleiben sollte.
Besteht eine *Mittelohrentzündung,* sollte der Patient *nach zwei Tagen* kontrolliert werden. Je nach weiterem Verlauf wird dann die Behandlung modifiziert:

Entzündung ist geringer ▶	**Pulsatilla D2** 3 × 5 Globuli täglich
Ausheilung ▶	Kein Mittel
Tubenkatarrh ▶	Weiterbehandlung

Wirkt Pulsatilla nicht, kommen andere Mittel in Betracht:

Symptom	Mittel
Wärmeunverträglichkeit	**Apis D6** Alle 2 Stunden 5 Globuli
Hochrotes Trommelfell Scharlach-Otitis	**Belladonna D30** 3 × 5 Globuli im Abstand von 12 Stunden
Fleckige Auflagen auf dem Trommelfell	**Kalium bichromicum D4** 3 × 1 Tablette täglich
Bei drohender Mastoidbeteiligung	**Capsicum D6** 3 × 1 Tablette täglich

Maßnahmen bei Perforation:
Ist eine Perforation aufgetreten, wird der Eiter abgesaugt und der Gehörgang desinfiziert. Wir verordnen:

Bei nicht fötidem Eiter	**Silicea D6** 3 × 1 Tablette täglich
Bei stinkendem Eiter	**Tellurium D12** 2 × 5 Tropfen täglich
Zusätzliche Lokalbehandlung	**Calendula Urtinktur** **Levisticum Ohrentropfen®** (WALA)

In diesem Stadium reicht eine medikamentöse Therapie allein im Regelfall nicht mehr aus.

Mit Polypenbildung:
Kommt es bei der *eiternden Otitis media* zur Polypenbildung im Gehörgang, so ist

Thuja D3
3 × 1 Tablette täglich

angezeigt.

Krankheitsbeginn nach Baden oder Duschen:
Tritt eine akute Mittelohrentzündung nach dem Baden oder Duschen auf, wird die Behandlung mit

Dulcamara D6
3 × 1 Tablette täglich

begonnen.
Beginnt die Erkrankung *rechts* und *setzt sich nach links fort,* ist

Lycopodium D6
3 × 1 Tablette täglich

Mittel der Wahl.
Bei *zuerst linksseitiger* und dann rechtsseitiger Otitis ist

Lachesis D12
3 × 5 Globuli täglich
oder öfter

indiziert. Die Unterscheidung zwischen bakterieller oder viraler Genese (= Erreger) ist bei homöopathischer Behandlung eher zweitrangig.

Anmerkungen:
Diese Darstellung der Therapie von Mittelohrentzündungen ist insgesamt vereinfacht dargestellt und ist nicht in jedem Fall, aber meistens, erfolgreich. Sollte die Behandlung versagen, kommen auch zahlreiche andere Medikamente in Betracht. Im Kent [40] finden sich allein unter dem Kapitel »Ohrenschmerzen« 23 Seiten mit Arzneimitteln, die bei bestimmten Modalitäten für Ohrenschmerzen in Frage kommen. Hierbei spielen insbesondere die Modalitäten, die Orte und die Empfindungen eine große Rolle.
Wird die akute Mittelohrentzündung *gleichzeitig* mit allopathischen Medikamenten behandelt, wirken die Homöopathika relativ schlecht und die Entzündung dauert lang. Es sollte daher auf jeden Fall auf *abschwellende Nasentropfen, Schmerzmittel* und die Gabe von *Antibiotika verzichtet* werden.

1.1.3 Fallbeispiel

Der vierjährige Junge M. K. kommt erstmals am 22. 6. 1987 in meine Praxis. Er klagt über starke Ohrenschmerzen rechts, insgesamt besteht eine Abgeschlagenheit und Fieber. Das rechte Trommelfell ist insgesamt stark gerötet, das linke Ohr ist otoskopisch unauffällig. Endonasal findet sich etwas weißlich-schleimiges Sekret. Ansonsten sind die HNO-ärztlichen Spiegelbefunde sämtlich regelrecht.
Zunächst wird eine Behandlung mit **Aconit D30** begonnen (3 × 5 Kügelchen im Abstand von zwei Stunden), anschließend wird die Behandlung mit **Pulsatilla D2** fortgesetzt. Am 24. 6. 1987 hat der Junge keine Ohrenschmerzen mehr, das rechte Trommelfell ist lediglich noch etwas retrahiert, endonasal findet sich kein Sekret mehr. Eine weitere Behandlung wird nicht durchgeführt. Bei der abschließenden Kontrolle am 29. 6. 1987 hat sich der Trommelfellbefund völlig *normalisiert*.
Dies ist eine ganz normale Krankengeschichte ohne Auffälligkeiten, wie sie in der Praxis mehrfach täglich vorkommt. Es soll gezeigt werden, daß die Behandlung der akuten Mittelohrentzündung meistens sehr einfach und auch in einer großen Kassenpraxis durchführbar ist.

1.2 Nasenbluten

Massives Nasenbluten erweist sich als *hochakute* Krankheit, bei der ein schneller therapeutischer Erfolg *zwingend* ist. Die schulmedizinische Therapie mit Tamponaden und Elektrokaustik ist für den Patienten sehr unangenehm und mit großen Schmerzen verbunden, außerdem werden oft endonasal erhebliche Schäden gesetzt.

1.2.1 Akutes Nasenbluten

Akutes Nasenbluten ist eine der Krankheiten, die homöopathisch sehr einfach behandelt werden können. Kommt ein Patient blutend in die Praxis, ist das erste Mittel

Phosphor D200

Intravenös.

Das Nasenbluten *steht* unabhängig von der Ursache *innerhalb von 5 bis 10 Minuten*. Hier kann gut das allgemeine Vorurteil widerlegt werden,

daß eine Homöotherapie längere Zeit benötigt als eine schulmedizinische Behandlung. Ich habe bis jetzt noch sehr wenig Therapieversager erlebt. Die Ursache ist beim akuten Bluten zunächst einmal nebensächlich. Es kann sich um eine Hypertonie handeln, um ein Plasmozytom, um einen anderen Tumor, um einen Morbus Osler oder eine schwere Infektion, die Blutung kommt praktisch immer zum Stehen.
Allerdings muß die Nase dann natürlich anschließend untersucht werden, um die Ursache der Blutung abzuklären. Es kommen Gerinnungsstörungen, Hypertonie und lokale Irritationen in Betracht. Meistens blutet es von einem bestimmten Punkt der Nasenscheidewand, dem sogenannten *Locus Kiesselbachii*. Während die akute Blutung sehr einfach zu behandeln ist, und praktisch immer zum Stehen kommt, neigt die Erkrankung natürlich zu Rezidiven. Langwieriges Nasenbluten läßt sich relativ gut homöopathisch zu behandeln, allerdings gibt es hier Therapieversager.

1.2.2 Rezidivierendes Nasenbluten

Auch bei dieser Verlaufsform beginnen wir mit **Phosphor D200** als dem Mittel der ersten Wahl.
Bei *Kindern und Jugendlichen* hilft, insbesondere dann, wenn eine *Herzanamnese* bekannt ist:

Cactus D6
3 × 1 Tablette täglich.

Ansonsten kommt bei *Kindern und Jugendlichen* häufig in Frage:

Erigeron canadensis D6
3 × 1 Tablette täglich.

Tritt *vor dem Nasenbluten Kopfweh* auf und sind die *Kopfschmerzen schlagartig mit Beginn des Nasenblutens gebessert,* so ist

Melilotus officinalis D6
3 × 1 Tablette täglich

indiziert. Speziell in diesem Fall *verbietet sich eine Nasentamponade,* da ansonsten die Kopfschmerzen chronisch werden können.
Bei *Nasenbluten infolge von Traumen* ist

Arnica D2
Alle 30 Minuten eine
Tablette lutschen

zu verordnen.
Bei *Venengeflechten* am *Locus Kiesselbachii* und *gleichzeitig* vorkommenden Hämorrhoiden und Krampfadern ist

Hamamelis D3
3 × 1 Tablette täglich
über einen längeren Zeitraum hinweg angezeigt.

Ergänzende Therapiemaßnahmen:
Die homöopathische Behandlung läßt sich gut durch physikalische Maßnahmen ergänzen, bspw. durch **Eisbeutel** oder einen mit kaltem Wasser angefeuchteten Waschlappen im Nacken.

Heiße Bäder und heißes Duschen sollten vermieden werden.

Im akuten Stadium kommen noch zwei Möglichkeiten der Behandlung in Betracht:

MSL-Salbe		Nasensalbe	
Menthol	0,1;	Dextropur	4,0;
Sol. suprarenini 1:1000	1,5;	Adipis lanae	10,0;
Liqu.alu.acet.	3,0;	Paraff. liquid.	
Paraff. liquid.		ad	20,0;
Adeps Lanae anhyd.			
aa. ad.	30,0;		

Sollte dieses Therapieschema ausnahmsweise nicht zum Erfolg führen, hilft das Nachschlagen im Repertorium [1, 40] weiter.
Im *Kent'schen Repertorium* (Kent 3, 149–153) [40] sind auf vier Seiten verschiedene Mittel beschrieben, die bei Nasenbluten helfen können. Hier muß dann im Einzelfall je nach sonstigen Symptomen differenziert werden.

1.3 Scharlach

Als umschrieben definierte Erkrankung, die homöopathisch sehr einfach behandelt werden kann, sei der Scharlach aufgeführt. Es geht um eine bakterielle Erkrankung durch beta-hämolysierende Streptokokken der Gruppe A, die zu einer Angina mit hochroten Tonsillen, Himbeerzunge und dem typischen Scharlachexanthem führt. Ein positiver Rachenabstrich allein bedeutet noch lange keine Scharlacherkrankung, auch wenn

dies häufig von Ärzten und Patienten so dargestellt wird. Als *Folgekrankheiten* können eine *Nephritis, rheumatisches Fieber* und eine *chronische Herzerkrankung* auftreten.
Die Krankheit wird schulmedizinisch üblicherweise mit *Penicillin* behandelt. Dies hat den Nachteil, daß es zu häufigen Rezidiven kommt, weswegen zum Teil sogar von der Schulmedizin empfohlen wird, mit der Behandlung mindestens zwei Tage abzuwarten. Im wesentlichen kommt bei der homöopathischen Behandlung des Scharlachs nur ein Hauptmittel in Frage, nämlich *Belladonna*. Am günstigsten wirkt

Belladonna D30
3 × 5 Globuli im Abstand
von 12 Stunden.

Der Scharlach heilt schnell ab, es treten keine Folgeerkrankungen auf. Im Regelfall sind die Kinder, um die es sich ja meist handelt, nach drei Tagen wieder vollständig gesund. Da *keine antibiotische Unterdrückung* erfolgt ist, sind allerdings beim Rachenabstrich die Scharlacherreger meistens noch vorhanden. Der Patient kommt aber jetzt mit den Erregern in einer Art Symbiose gut aus, er wird von den Erregern nicht krank. Sie sind damit apathogen. Theoretisch können diese Patienten natürlich andere Menschen mit ihren Scharlacherregern anstecken. Dies erscheint mir allerdings ein unwichtiges Argument, da ohnehin 20% der Bevölkerung im Rachenabstrich beta-hämolysierende Streptokokken der Gruppe A aufweisen. Bereits HAHNEMANN hat den Scharlach mit Belladonna behandelt. Zu seiner Zeit war die Todesrate etwa 50%, HAHNEMANN hatte eine Todesrate von lediglich 8%. Mit diesen Erfolgen hat er sich bei seinen Kollegen bereits damals unbeliebt gemacht.

1.4 Husten

1.4.1 Diagnosehinweise

Husten ist selbstverständlich keine Krankheit, sondern ein *Symptom*. Die Ursachen von Husten sind äußerst mannigfaltig. Dementsprechend ist auch die Behandlung des Hustens kompliziert. Im Kent [40] werden auf 49 Seiten homöopathische Arzneien beschrieben, die Hustenbeschwerden heilen können. Es finden sich in diesem sehr ausführlichen Kapitel mehrere hundert Mittel, die nach den jeweiligen Modalitäten unterschieden werden müssen.

Kennzeichen: Art des Hustens
Beim Husten muß insbesondere differenziert werden, welcher Art der Husten ist:

- Bellend
- Erschöpfend
- Erschütternd
- Hüstelnd
- Lang anhaltend
- Maschinengewehrartig
- Mit Atemnot verbunden.

Kennzeichen: Zeit des Anfalls
Zudem ist entscheidend, zu welcher Zeit der Husten auftritt:

- Morgens
- Abends
- Nach Mitternacht
- Alle 3 Tage

usw.

Kennzeichen: Modalitäten

- Beim Gehen
- Im Freien
- Im Liegen
- Im Sitzen
- In geschlossenen Räumen
- Nach Durchnässung
- Nach Impfungen.

Kennzeichen: Auswurf
Weiterhin kommt es darauf an, ob ein Auswurf vorliegt oder nicht. Häufig bestehen daneben noch andere Erkrankungen, sodaß dann jeweils die entsprechende Ursache behandelt werden muß.

1.4.2 Therapieschritte

Liegt **gleichzeitig** ein *Husten* und *Schnupfen* vor, sollte man sich immer überlegen, was zuerst behandelt wird. Häufig resultiert der Husten einfach daraus, daß Sekret den Rachen hinunterläuft und dann aus den Bronchien wieder herausgehustet werden muß. Es ist meist günstiger, entsprechend den obengenannten Kriterien den Schnupfen zu heilen. Häufig hängt ein Husten auch mit einer **Sinusitis** zusammen. Hierbei reicht es oft aus, allein die Sinusitis zu therapieren, die Hustenbeschwerden verschwinden dann im Regelfall von allein. Bei einem *allergischen Husten* sollte eine homöopathische Allergiebehandlung erfolgen [26]. Um auf das praktische Vorgehen in der täglichen Praxis hinzuweisen, sei die Behandlung von bestimmten Hustenformen konkret erläutert.

1.4.2.1 Therapie des akuten trockenen Reizhustens

Sehr oft tritt ein Reizhusten nach Luftzug auf. Zunächst kann, wie bei fast jedem akuten Infekt mit

Aconitum D30
3 × 5 Globuli im Abstand
von 2 Stunden

begonnen werden. Anschließend kann man mit Belladonna weiterbehandeln:

Belladonna D30
3 × 5 Globuli im Abstand
von 12 Stunden

Treten *stechende Schmerzen im Brustbereich* auf und hat der Patient *viel Durst,* ist Bryonia das Mittel der Wahl:

Bryonia D3
Stündlich 10 Tropfen

Bei *retrosternalen Schmerzen* mit Husten *ohne ausgeprägten Durst* wird, Dosierung je nach Ausprägung, Rumex crispus verordnet:

Rumex crispus D6
3 × 1 Tablette täglich
oder 1 Tabl. stündlich

Bei einem *erstickenden Husten* mit *kurz aufeinanderfolgenden* Hustenanfällen, gelegentlich *mit Nasenbluten,* wird – je nach Intensität dosiert – Drosera rezeptiert:

Drosera rotundifolia D6
3 × 1 Tablette täglich
oder: 1 Tabl. stündlich

Bei Husten, der *vor allem nachts* auftritt *mit reiner Zunge und Atemnot,* wird bei *Kindern* Ipecacuanha gegeben:

Ipecacuanha D4
3 × 5 Globuli täglich
vor dem Essen

Verschlechtert sich der Husten sehr *beim Hinlegen,* wird

Hyoscyamus niger D6
3 × 1 Tablette täglich

verordnet.

Bei Husten mit *wenig Auswurf* und *heiserer, rauher Stimme* sowie erstickendem Husten verabreicht man:

Spongia D6
3 × 5 Tropfen täglich

Schwitzt der Patient *nachts* ausgesprochen *stark,* so ist

Bromum D6
3 × 5 Tropfen täglich

zu rezeptieren.

Bei *beginnender asthmatischer Bronchitis* empfiehlt sich:

Acidum sulfuricum D6
Alle 2 Stunden 5 Tropfen

1.4.2.2 Behandlung der akuten Bronchitis mit Auswurf

Oft tritt dieser Husten *nach Durchnässung* auf. In diesem Fall ist Dulcamara das Mittel der Wahl:

Dulcamara D6
3 × 1 Tablette täglich

Bei *sehr schwachen* Patienten, speziell bei *Kindern, drohender Pneumonie, gleichzeitigem Erbrechen* und *ausgeprägtem Rasselgeräusch* wird Tartarus emeticus globuli verordnet. Dosierung je nach Ausprägung.

Tartarus emeticus D4
3 × 5 Globuli täglich
oder: Stündlich 5 Globuli

Ansonsten kommen, wie beim Reizhusten noch in Betracht:

- Bromum
- Drosera
- Ipecacuanha
- Spongia

Bei einem *bellenden Husten* mit wenig Auswurf, vor allem auch bei *Keuchhusten* mit immer *wiederkehrenden Hustenanfällen,* wird

Cuprum metallicum D12
3 × 5 Globuli täglich

gegeben. Dieses Mittel ist speziell bei *Kindern* angezeigt.

Bei starkem Husten mit *Brechreiz,* insbesondere bei Lagewechsel im Bett, wird

Kreosotum D4
3 × 1 Tablette täglich

verabreicht.

1.4.2.3 Therapie der chronischen Bronchitis

Bei chronischer Bronchitis sind sehr häufig **Konstitutionsmittel** angezeigt, die Behandlung ist recht schwierig und aufwendig. Äußere Heilungshemmnisse wie Zigarettenrauch, Formaldehyd und so weiter, müssen beseitigt werden. Eine allergologische und kardiale Abklärung ist bei lang andauernder Bronchitis erforderlich. Je nach Ergebnis dieser Diagnostik hat dann die spezifische Therapie zu erfolgen.
Entsprechend den Modalitäten sind teilweise die gleichen Mittel zu empfehlen. Hinzu kommt noch als *Resorptionsmittel*

Kalium jodatum D3
3 × 10 Tropfen täglich

das allerdings sehr langsam wirkt und lange eingenommen werden muß.
In gleicher Weise hat sich Hepar sulfuris als Resorptionsmittel bewährt:

Hepar sulfuris D6
3 × 1 Tablette täglich

1.4.2.4 Pneumonie-Behandlung ohne Antibiotika

Auch eine bakterielle Pneumonie kann gut homöopathisch ohne Antibiotika behandelt werden. Allerdings ist hier vom Behandler zu fordern, daß er über eine relativ große Erfahrung verfügt und *sich seiner Sache sehr sicher* ist, um den Patienten nicht zu gefährden. Es muß jeweils streng nach Symptomen differenziert werden. Standardschemata zur Homöotherapie der Pneumonie können nicht angegeben werden. Häufige Mittel sind **Lycopodium, Antimonium tartaricum (= Tartarus emeticus)** und **Phosphor**. Zu berücksichtigen ist auch, daß Pneumonien meistens zu Hause behandelt werden und nur geringe diagnostische Hilfsmittel zur Verfügung stehen.

1.5 Homöopathische Möglichkeiten bei Gürtelrose

Die Gürtelrose (Herpes zoster) ist wieder eine Krankheit, die sich auch vom homöopathischen Anfänger gut behandeln läßt. Die Modalitäten sind praktisch immer ähnlich. Es handelt sich um einen einseitigen herpetiformen Ausschlag in einem umschriebenen Bereich, der dem Versorgungsgebiet eines bestimmten Nervens entspricht. Das Hauptsymptom ist der *quälende Juckreiz*.

Die Krankheit entspricht exakt dem Arzneimittelbild von Daphne.

Daphne mezereum D6

3 × 5 Tropfen täglich

Mit diesem Mittel ist die Krankheit sehr einfach zu behandeln. *Virustatika* sind hierzu *nicht erforderlich*.

1.6 Die Therapie der hypofunktionellen Dysphonie

1.6.1 Diagnosehinweise

Die hypofunktionelle Dysphonie sei hier als Beispiel einer nicht ausschließlich organbezogenen Krankheit aufgeführt, bei der eine Funktion, nämlich die Funktion der Stimmbänder und des gesamten Sprechapparates gestört ist. Außerdem sei sie hier erwähnt, weil sie bei Nicht-HNO-Ärzten im allgemeinen relativ wenig bekannt ist. Es leiden nämlich viele ältere Menschen an einer hypofunktionellen Dysphonie, da im Zusammenhang mit einer allgemeinen Reduktion der Kräfte auch die Stimmbandmuskulatur nachläßt.

Sie zeigt sich durch eine verminderte Grundspannung der Glottis, die sich funktionell als Schwäche der Stimmbänder auswirkt. Laryngoskopisch ist sie häufig nicht zu erkennen. Nur gelegentlich fällt sie durch einen ovalären Glottisspalt oder ein offenes hinteres Stimmbanddreieck auf (dann auch bei Frauen als *»larvierte Mutation«* bezeichnet). Fakultativ besteht eine Anspannung im supraglottischen Bereich.

Bei der stroboskopischen Untersuchung fällt auf, daß infolge der verminderten Stimmbandgrundspannung und der dadurch verstärkten Beweglichkeit der Stimmbänder die Stimmbandamplituden meistens vergrößert sind, die Randkantenverschiebungen sind erhöht. Als Kompensation entsteht häufig eine Enge im supraglottischen Bereich, wodurch die *Stimme* dann *»in den Hals rutscht«*. Die Krankheit tritt häufiger bei Männern als bei Frauen auf, typischerweise *bei Sprechberufen*, insbesondere wenn Überzeugungsarbeit geleistet werden muß, wie bei Politikern, Kaufleuten, Bankangestellten, Lehrern, Lehrerinnen, Juristen etc.

Durch den weichen dorsalen Stimmansatz klingt die Stimme überzeugender; unbewußt führt dies zu einer hypofunktionellen Dysphonie. Durch die supraglottische Einengung entsteht ein Kloßgefühl, was letztendlich als »Muskelkater« zu deuten ist. Dieser Zustand tritt durch die langandauernde unphysiologische Anspannung der supraglottischen Muskulatur auf. Die Patienten spechen häufig fast durch den geschlossenen Mund und es bestehen auch erhebliche Defizite bei der Atemtechnik. Bei Sprechbeginn sind die Patienten meistens nicht heiser, die Heiserkeit tritt erst bei zunehmender Sprechbelastung auf. Da die Stimmbänder zu schwach sind, wird Schleim von den Stimmbändern nicht richtig abtransportiert, die Betroffenen räuspern sich oder hüsteln. Erkältungskrankheit → Laryngitis → Stimmbandödem → Umstellung der Stimmtechnik.

1.6.2 Therapieschritte

Diese allgemeine Schwäche kann gut mit *Hyoscyamus niger* behandelt werden. Da die Krankheit in der Regel schon länger besteht, ist auch eine längere Behandlungsdauer erforderlich. Es wird mit der Gabe von

Hyoscyamus niger D6
3 × 1 Tablette täglich
4 Wochen lang

begonnen.

Anschließend: **Hyoscyamus niger D12**
2 × 1 Tablette täglich
über 6 Wochen

Danach: **Hyoscyamus niger D30**
1 Tablette sonntags
vor dem Frühstück

Nach diesem Therapieschema sind überraschend gute Erfolge zu erreichen, selbst bei *gleichzeitig bestehender allopathischer* Medikation, wie es häufig bei älteren Patienten vorkommt.

1.6.3 Fallbeispiel

Der 76jährige Patient S. B. kam erstmals am 30. 8. 1991 in meine Praxis. Er klagte über *starke Schluckbeschwerden* nach einem apoplektischen Insult, weswegen er auch in logopädischer Behandlung war. Es lag aber immer noch eine *deutlich hörbare Heiserkeit* vor, er verschluckte sich häufig. Bei der Untersuchung fand sich eine ausgeprägte *hypofunktionelle Dysphonie* mit einer Stimmbandunterspannung, stark erweiterten Stimmbandamplituden und verstärkten Randkantenverschiebungen. Es bestand ein ovalärer Glottisspalt bei Phonation, der Petiolus (Muskel an der Epiglottis) sprang stark vor. Ich begann eine Behandlung mit

Hyoscyamus niger D6
3 × 1 Tablette täglich

Am 27. 9. 1991 ging es dem Patienten bereits deutlich besser, er verschluckte sich nicht mehr, die Stimme war kräftiger. Nur noch diskrete Zeichen einer hypofunktionellen Dysphonie waren zu erkennen. Die Behandlung wurde mit

Hyoscyamus niger D12
2 × 1 Tablette täglich

fortgesetzt.

Am 8. 11. 1991 war der Patient praktisch beschwerdefrei. Es bestand keine Heiserkeit mehr. Bei der Untersuchung fand sich kein ovalärer Glottisspalt mehr, die Stimmbandspannung war stabil. Zum Abschluß wurde die Behandlung mit

Hyoscyamus niger D30
1 Tablette pro Woche

weitergeführt.

Auch bei der Abschlußkontrolle am 5. 2. 1992 war der Patient *völlig beschwerdefrei,* eine weitere Therapie erübrigte sich.

Dieses Beispiel soll zeigen, wie auch bei alten Menschen gut in einen gestörten Regelkreis mit Homöopathika eingegriffen werden kann und die Stimmbandfunktion sich daraufhin bessert. Eine Placebowirkung ist in diesem Fall extrem unwahrscheinlich, da ansonsten die logopädische Behandlung als solche schon einen Erfolg hätte zeigen müssen.

1.7 Konstitutionelle Therapie anhand ausgewählter Beispiele

1.7.1 Fallbeispiel: Ranula

Der 1984 geborene Junge T. E. war im Winter 1989/1990 bei mir zur homöopathischen Behandlung von *adenoiden Vegetationen*. Damals bestanden keinerlei Beschwerden bzw. Befunde im Mundbodenbereich.

Am 17. 6. 1992 kam der Junge wieder zu mir mit einer ausgeprägten **Ranula** im Mundbodenbereich von ca. 3 cm Durchmesser. Bei der Ranula (Froschgeschwulst) handelt es sich um eine Retentionszyste unter der Zunge, die angeboren ist oder durch Obliteration eines der kleinen Ausführungsgänge der Glandula sublingualis entsteht. Der Tumor war bläulich, prall elastisch und enthielt extrem zähes Sekret.

Der Hausarzt hatte bis dahin immer wieder versucht, durch Punktion Sekret zu entleeren, was aber jeweils nur zu einer kurzfristigen Besserung führte. Ein anderer Hals-Nasen-Ohrenarzt hatte bereits einen

Operationstermin vereinbart. Da die Ranula eine nicht ganz so häufige Erkrankung ist, und ich daher keine große Erfahrung mit der Behandlung habe, benutzte ich das Kent'sche Repertorium [40] und fand eine Rubrik (Band III, Seite 210), in der *zwei dreiwertige Medikamente,*

- Ambra
- Calcium carbonicum

zur Behandlung aufgeführt sind. Sodann finden sich mehrere *zweiwertige* Mittel:

- Acidum nitricum
- Cantharis
- Daphne mezereum
- Lachesis
- Mercurius solubilis
- Natrium muriaticum
- Plumbum
- Staphisagria
- Thuja

Außerdem stehen noch einige *einwertige* Mittel in dieser Rubrik.
Spontan wäre ich auf kein einziges dieser Mittel gekommen. Ich mußte mich nun für eines der Mittel entscheiden und befragte den sehr schüchternen Jungen nach Allgemeinsymptomen. Dabei fiel insbesondere auf, daß es ihm *subjektiv* gesehen jedesmal viel *schlechter* ging, wenn er an seine *Ranula dachte*. Er konnte abends sehr *schlecht einschlafen,* es sei denn, der Fernseher lief. Er litt auch häufig an Husten. Diese Allgemeinsymptome deuteten auf Ambra als richtiges Mittel hin. Ich verordnete

Ambra D6
3 × 1 Tablette täglich

Am 14. 7. 1992 war die Ranula total verschwunden. Nach Angaben der Eltern hatte sich die Ranula nach wenigen Tagen spontan entleert.
Diese Kasuistik soll zeigen, daß man auch Krankheiten ohne vorherige persönliche Erfahrung gut homöopathisch mit Hilfe der Repertorien und Arzneimittellehren behandeln kann. Bei den relativ seltenen Erkrankungen gibt es natürlich keine bewährten Indikationen, es muß jeweils individuell eine exakte Arznei gefunden werden. Auch Krankheiten, bei denen eigentlich einer chirurgischen Behandlung der Vorzug gegeben werden müßte, können unter Umständen gut homöopathisch zu therapieren sein.

1.7.2 Fallbeispiel: Dauerschnupfen mit extremem Niesreiz

Die 26jährige Patentin G. S. kam erstmals am 22. 8. 1986 in meine Praxis. Sie klagte über einen ununterbrochenen, seit Jahren bestehenden Dauerschnupfen mit extremem Niesreiz und gelegentlichem Nasenbluten. Sie war deswegen bereits bei vielen Ärzten und bekam unter anderem **Volon A Depot®-Injektionen**. Bei der Erstuntersuchung fand ich eine livide Nasenschleimhaut, die stark angeschwollen war mit beidseits eingetrockneten Blutkrusten. Die sonstigen HNO-ärztlichen Spiegelbefunde waren regelrecht. Sonographisch bestand kein Anhalt für eine Sinusitis. Im *Allergietest* (modifizierter Pricktest) fand sich eine *extrem starke Reaktion* gegen

- Gräser
- Roggen und Beifuß
- Schimmelpilze (Alternaria und Botrytis)
- Hausstaub
- Milbe I und II
- Meerschweinchen
- Gerste
- Hafer
- Birke
- Esche

Eine *schwach positive* Reaktion war feststellbar gegen:

- Erle
- Sauerampfer
- Wegerich
- Weide

Zunächst führte ich eine Beratung zur Allergenkarenz durch und behandelte mit verschiedenen homöopathischen Mitteln in niederen Potenzen, teilweise auch mit

Esberitox®
Sinupret®

Zwischendurch war zudem die Verordnung von Antihistaminika

Hismanal®

erforderlich.

Insgesamt wurde die Behandlung auf diese Weise bis September 1987 durchgeführt. Die Beschwerden der Patientin wurden insgesamt etwas besser, von Heilung konnte allerdings keine Rede sein.

Ich habe dann daher im September 1987 eine *ausführliche homöopathische Anamnese* durchgeführt. Zunächst stellte sich heraus, daß die Patientin ein Adoptivkind ist. Bereits diese Angabe läßt den Verdacht auf *luesinisches Miasma* zu, da Mütter, die ihre Kinder zur Adoption freigeben, mit relativ großer Wahrscheinlichkeit Geschlechtskrankheiten hatten. Schnupfenbeschwerden bestanden bereits, als die Patientin zu ihren Pflegeeltern als Säugling kam. Die Patientin hatte ausgesprochene *Rechenschwierigkeiten*. Nachts litt sie oft unter *Schlafstörungen* infolge undefinierbarer *Ängste*. Vor Jahren hatte sie nächtliche rheumatische Beschwerden. Diese Kriterien weisen auf **Luesinum** hin, welches als D200 verabreicht wurde. Alle anderen Medikamente wurden abge-

setzt. Es trat eine wesentliche Besserung der Schnupfenbeschwerden auf, im Oktober 1987 wurde nochmal **Luesinum D200** gegeben. Die Patientin war daraufhin völlig beschwerdefrei. Sie war lediglich 1988 und 1991 nochmals bei mir wegen einer harmlos verlaufenden Sinusitis, die dann aber jeweils auch folgenlos ausheilte.
Dieses Beispiel soll verdeutlichen, daß Symptome insgesamt durch eine ungenaue Mittelwahl verbessert werden können, aber eine Ausheilung nicht erfolgt. In diesem Fall muß anhand der Symptome mit Hilfe einer Arzneimittellehre und eines Repertoriums das *genaue Simile* gefunden werden. Es fällt immer wieder auf, wie schnell die Patienten dann selbst dieses **Simillimum** an deren Wirkung erkennen. Auch hier scheidet eine Placebowirkung völlig aus, da zuvor schon zahlreiche andere Medikamente ohne wesentlichen Erfolg verabreicht wurden.

1.7.3 Fallbeispiel: Multiple Sklerose, Behandlung mit Computerrepertorisation

Als nächstes möchte ich über einen klassisch homöopathischen Fall berichten, der mit Hilfe der Computerrepertorisation gelöst wurde. Da ich selbst kein Computerprogramm für Homöopathie besitze, hat mir diesen Fall freundlicherweise Herr Kollege Heinz Huber aus Calw zur Verfügung gestellt.
Die 1954 geborene Patientin S. T. hatte 1985 erstmals einen akuten Schub einer multiplen Sklerose mit akutem Drehschwindelanfall, der sechs Monate nach der Geburt der Tochter aufgetreten ist. Anschließend war sie 2 Jahre beschwerdefrei. 1987 hatte sie wieder einen Anfall mit Empfindungsstörungen, Pelzigkeitsgefühl links im Arm. 1989 trat ein erneuter Anfall mit Facialisparese auf. 1990 wurde durch eine Lumbalpunktion und Kernspintomographie *die Diagnose der multiplen Sklerose gesichert*.
Am 1. April 1992 trat eine akute psychische Belastungssituation auf, weswegen **Phosphor** verabreicht wurde, das aber *keinerlei Wirkung* hatte. Die Patientin hatte am 6. April 1992 wieder starke Schwindelbeschwerden, die *im Liegen besser* waren, *schlimmer* wurden *durch Aufstehen,* außerdem war eine Fußheberschwäche links aufgetreten. Sie *weinte* massiv *bei jeder Kleinigkeit,* was umso *schlimmer* wurde, *wenn man sie darauf ansprach*. Am liebsten *wollte* sie *alleine sein*. Sie berichtete folgendes:
Sie erwache *nachts* meist *gegen 3 Uhr* und *erschrecke* sich dann stark. Sie habe auch ausgeprägte *Ängste bei Gewitter*. Sie habe ein *Leeregefühl im Kopf,* fühle sich *wie auf Wolken, als ob alles an ihr vorbeigehe*. Sie *nehme*

alles viel zu *schwer,* mache aus einer *Mücke* einen *Elefanten,* habe *Zukunftsängste,* auch *Ängste um die Kinder.* Sie *übernehme* sich bei der *Arbeit,* leide dabei, *könne* aber *nicht nein sagen.* Sie habe Schmerzen im *Auge* bei Beginn der *Regel.* Ein Fuß sei *kalt,* der andere *warm. Autofahren* verschlimmere die Beschwerden, *heiße Bäder verschlechterten* ebenfalls. Die MS-Schübe kämen meistens *samstags.* Sie habe *schnell blaue Flecken* bei Verletzungen. Als Kind habe sie *gestottert.*
Am 28. 4. 1992 bestanden immer noch ausgeprägte Doppelbilder, es ging unverändert schlecht. An diesem Tag wurde die Computerrepertorisation durchgeführt. Folgende **Allgemeinrubriken** wurden verwendet: Beschwerden eher linksseitig, Speichelfluß im Mund, Schmerzen im Auge stechend während der Menses, Schmerzen im Auge reißend während der Menses, Übelkeit im Magen bei Bewegung, Übelkeit im Magen bei Fahren im Wagen oder Straßenbahn, Verschlechterung beim heißen Baden, bläuliche Flecke und stotternde Sprache. Die Repertorisation mit diesen Allgemeinrubriken erbrachte kein wesentliches Arzneimittelbild. Fast gleichwertig fanden sich über zehn Mittel:

- Apis
- Arnica
- Bryonia
- Calcium carbonicum
- Hepar sulfuris
- Lachesis
- Mercurius solubilis
- Nux vomica
- Phosphor
- Pulsatilla
- Sepia
- Sulfur

Sowohl bei den Punkten als auch bei den Rubriken gab es keine wesentlichen Unterschiede, sodaß die *Allgemeinsymptome* für die Mittelfindung *nicht zu gebrauchen* waren.

Anschließend wurden die MS-Symptome (Lokalsymptome) verwendet. Folgende Rubriken wurden berücksichtigt:
Plötzlicher Schwindel, *Schwindel* durch *Bewegung,* Schwindel beim Bewegen des Kopfes, einseitige *Lähmung* links, *Extremitäten* wie eingebunden, *Empfindungen,* als ob die *Arme gefesselt* seien, als ob die Arme zusammengeschnürt seien, Lähmungen einzelner Körperteile, Schwindel *im Liegen besser,* ein Fuß *kalt,* der andere *heiß.* Auch bei dieser Repertorisation fand sich kein eindeutiges Ergebnis, was sowohl die Punktzahl als auch die Rubriken betrifft. An Mitteln kamen in Frage:

- Agaricus
- Arnica
- Belladonna
- China
- Cocculus
- Conium
- Phosphor
- Rhus toxicodendron

Auswertung der Geist- und Gemütssymptome:
Bei dieser letzten Untersuchung wurden folgende Rubriken verwendet: Wie durch einen Schreck erwachen; leeres, hohles Gefühl im Kopf; Einbildungen, Halluzinationen, Sinnestäuschungen, Wahnideen; Denken an die Beschwerden verschlechtert; Furcht vor Gewitter; Angst um die Zukunft; Weinen bei Kleinigkeiten; Weinen, wenn sie angeredet wird und Weinen, wenn sie von ihrer Krankheit erzählt. Hieraus folgerte jetzt ein eindeutigeres Ergebnis.
Die Repertorisation ergab in Form der Punktewertung:

Natrium muriaticum	● ● ● ● ● ● ● ● ● ● ● ●
Pulsatilla	● ● ● ● ● ● ● ● ● ●
Phosphor	● ● ● ● ● ● ● ● ●
Staphisagria	● ● ● ● ● ● ● ● ●
Sepia	● ● ● ● ● ● ● ● ●
Graphites	● ● ● ● ● ● ● ●
Calcium carbonicum	● ● ● ● ● ● ● ●

Die Entscheidung für Pulsatilla LM VI:
An dieser Stelle müssen die ganzen Symptome gewichtet werden. Selbstverständlich kann nicht ohne weiteres einfach das Mittel gegeben werden, welches im Computer vorne steht. Da bei der Patientin insbesondere das Weinen sehr auffällig war, wurde Pulsatilla verordnet. Die Patientin erhielt Pulsatilla LM VI, woraufhin es ihr sehr schnell besser ging. Am 5. 5. 1992 hatte sie keine Doppelbilder mehr, lediglich noch leichte Schwindelbeschwerden und Übelkeit beim Autofahren. Insgesamt fühlte sie sich ruhiger und sei weniger reizbar. Am 19. 5. 1992 waren alle Beschwerden verschwunden, auch seelisch ging es ihr gut. Es trat bisher unter der Behandlung mit Pulsatilla eine durchgehende Besserung aller Symptome auf. Am 30. 7. 1992 wurde dann **Pulsatilla LM XII** zur weiteren Stabilisierung verordnet. Auch *Krankmeldungen,* die die Patientin vorher reichlich erhalten hatte, waren *nicht mehr erforderlich*.
Es soll an dieser Stelle nicht behauptet werden, daß die Patientin mit der multiplen Sklerose *endgültig* geheilt ist. Dies kann letztendlich erst nach Jahrzehnten sicher festgestellt werden.
Die Verordnung von Pulsatilla war aber zweifellos richtig, da zeitlich gleich mit der Verordnung dieser Arznei die Beschwerden verschwanden. Es soll an diesem Beispiel gezeigt werden, daß bei der Computerrepertorisation nicht einfach nur Lokalsymptome oder nur Allgemeinsymptome verwendet werden können, im Einzelfall muß man mit Hilfe der Gewichtung das richtige Mittel finden. Es *genügt* also *sicher nicht, sich* bei der homöopathischen Behandlung *auf den Computer zu verlassen* und auf die homöopathische Ausbildung selbst zu verzichten.

2. Konkretes Vorgehen in der homöopathischen Praxis anhand definierter Symptome und Modalitäten

Vorbemerkung:
In diesem Kapitel sollen dem Anfänger Hinweise gegeben werden, wie er konkret an die homöopathische Behandlung herangehen kann. Es soll auch in die Denkweise der Homöopathie einführen.
Bei einer homöopathischen Behandlung steht immer *der ganze Mensch* im Vordergrund, die isolierte Betrachtung eines Organsystems allein reicht nicht aus. Außerdem ist die intensive Beschäftigung mit der *gesamten Homöopathie* nötig. Ich möchte dies anhand von definierten Symptomen und Modalitäten erläutern.

2.1 Symptome

2.1.1 Beginnende Infektionen

Sehr häufig treten Erkältungskrankheiten als Folge von Unterkühlung durch Wind auf. Der Beginn ist meistens plötzlich und nachts. Diese Modalitäten sind typisch für *Aconitum*.
Daher kann man zu Beginn praktisch immer mit

Aconitum napellus D30
3 × 5 Globuli
Alle 2 Stunden (3mal insgesamt)

therapieren.
Anschließend wird empfohlen:

Belladonna D30
3 × 5 Globuli
Alle 12 Stunden (3mal insgesamt)

Mit diesem Behandlungsschema können auch Patienten selbst ohne ärztlichen Rat beginnen. Sollte dadurch die eigentliche Erkältung gar nicht richtig zum Ausbruch kommen, ist eine weitere Behandlung nicht nötig.

2.1.2 Grippale Infekte und Virusgrippe

Sehr häufig treten, vor allem natürlich in den Wintermonaten, virale grippale Infekte oder die echte Virusgrippe auf. Auch bei der Grippe wird *nach obigem Behandlungsschema begonnen*.

Bei Grippe mit großem *Zerschlagenheitsgefühl*

Eupatorium D4
3 × 5 Tropfen täglich

Noch günstiger ist allerdings die Kombination mit Echinacea:

Eupatorium D4
Echinacea D4
àa ad. 20,0 ml
3 × 5 Tropfen täglich

Bei *Virusgrippe* bzw. grippalem Infekt mit *ausgeprägten Gliederschmerzen*:

Bryonia D3
10 Tropfen stündlich

Später kann mit:

Bryonia D6
3 × 5 Tropfen täglich

weiterbehandelt werden.

Grippe mit *starken Nackenschmerzen*:

Gelsemium D12
2 × 1 Tablette täglich

Falls der grippale Infekt sich zu einer Pneumonie oder Sinusitis weiterentwickelt, sind die obigen Mittel in der Regel nicht mehr zu verabreichen.

2.1.3 Fieber und dessen Komplikationen

Fieber sollte möglichst nicht unterdrückt werden. Die sogenannte »symptomatische Behandlung« von Fieber mit *Antipyretika* führt *häufig* zu *Komplikationen*.

Als Ansatz empfiehlt sich das nachfolgende Therapieschema:

Art des Fiebers	Kennzeichen	Mittel
Plötzlich	Warme Extremitäten	**Aconitum D30** 3 × 5 Globuli Alle 2 Stunden
Fieber	Kalte Extremitäten Starke Unruhe	**Belladonna D30** 3 × 5 Globuli Alle 12 Stunden
Relativ hoch	Patient ist auffallend fit	**Ferrum phosphoricum D6** 3 × 1 Tablette täglich
Länger andauernd Hoch Septische Temperaturen		**Lachesis D12** 5 Tropfen evtl. stündlich Oder Dreierspritze: **Echinacea D4** **Lachesis D12** **Pyrogenium C30** i.v.

Es gibt natürlich noch zahllose weitere Fiebermittel, hier muß aber auf die einschlägige Literatur bzw. das Repertorium [1, 40] verwiesen werden.
Ein häufiges Argument von Schulmedizinern, Fieber zu unterdrücken, ist die Gefahr von *Fieberkrämpfen*. Allerdings treten Fieberkrämpfe in der Regel eher bei niedrigem Fieber und selten bei hohem Fieber auf. Durch die ständige Unterdrückung von Fieber resultieren häufig andere chronische Erkrankungen.

Abwehr von Fieberkrämpfen:
Als sicheres Mittel bei drohendem Fieberkrampf hat sich bewährt:

Cuprum metallicum D12
Gegebenenfalls 5 Globuli
alle 10 Minuten

2.1.4 Allgemeine Abwehrschwäche und gesteigerte Infektneigung

Ein gutes Allgemeinmittel bei gesteigerter Infektneigung ist

Echinacea D4
3 × 1 Tablette täglich

das gegebenenfalls auch prophylaktisch gegeben werden kann. Echinacea D4 wirkt häufig sicherer als das phytotherapeutische Echinacea wie bspw. Echinacin®.

Bei Abwehrschwäche sind insbesondere diejenigen Mittel angezeigt, die eine besondere *Kälteempfindlichkeit* haben:

- Arsenicum album
- Kalium carbonicum
- Nux vomica
- Psorinum
- Silicea

Häufig sind *Konstitutionsmittel* gefordert, da diese Patienten sich bei jedem Luftzug erkälten.

2.1.5 Zahnungsbeschwerden

Kleine Kinder werden häufig beim Zahndurchbruch krank. Merkwürdigerweise wird dieser Zusammenhang von Schulmedizinern gelegentlich bestritten, obwohl fast jede Mutter diese Erfahrung macht. Ein bewährtes Mittel bei Zahnungsbeschwerden ist

Chamomilla D3
3 × 5 Globuli
Vor dem Essen

oder gegebenenfalls: **Kreosotum D4**
3 × 1 Tablette täglich

Das Kreosotum ist auch ein wichtiges Mittel bei *Karies*.

2.1.6 Appetitmangel

Speziell bei Kindern begegnet man dem Appetitmangel als häufigem und gewichtigem Problem. Die Kinder wollen nicht richtig essen und werden dadurch krank. Ein sicheres Mittel zum Appetitanregen ist

Avena sativa D1
Jeweils 1 Tablette
vor dem Essen

Ansonsten sind auch hier *Konstitutionsmittel* erfolgreich einsetzbar.

2.1.7 Folge von Verletzungen

Verletzungsfolgen lassen sich ausgezeichnet homöopathisch behandeln, deren Spontanverlauf wird erheblich abgekürzt, die *Komplikationen sind geringer*. Es wäre sehr gut, wenn diese Arzneien in chirurgischen Kliniken verwendet würden, dies ist derzeit ein Wunschdenken.
Die *Potenzstärke* ist bei den *Verletzungsmitteln* insgesamt *eher nebensächlich*. Häufig ist sie abhängig von der Zeit, die zwischen Verletzung und Behandlung vergangen ist. Die angegebenen Potenzstärken sind also sehr variabel.
Das wichtigste Verletzungsmittel ist Arnica, das die Volksmedizin schon seit Jahrhunderten kennt und das häufig auch in Salbenform angewandt wird:

- Arnica-Salbe DHU
- Traumeel®-Salbe

Bei *akut* auftretender Verletzung:

Arnica D2
1 Tablette alle 30 Minuten

etwas später:

Arnica D4
Alle 2 Stunden 1 Tablette

nach einigen Tagen:

Arnica D6
3 × 1 Tablette täglich

nach einer Woche:

Arnica D12
2 × 1 Tablette täglich

nach Monaten:

Arnica D200
einmalige Einahme

Auch bei *Gehirnerschütterungen* ist Arnica angebracht. Speziell die damit verbundenen Kopfschmerzen treten nur in relativ geringem Umfang auf.

Schnittverletzungen:
Mittel der Wahl für die Folgen von Schnittverletzungen ist Staphisagria. Hier wird

Staphisagria D4
3 × 1 Tablette täglich

gegeben.
Dieses Mittel eignet sich besonders zur Behandlung von *Operationsfolgen,* da dabei immer mehr oder weniger belastende Schnittverletzungen auftreten.

Stichverletzungen und Insektenstiche:
In diesen Fällen wird verordnet:

Ledum palustre D6
3 × 1 Tablette täglich

Brandverletzungen:

Cantharis D6
3 × 1 Tablette täglich

Die Brandwunden heilen durch diese Anwendung bedeutend schneller ab.

Suffusionen:
Speziell bei Suffusionen infolge von *stumpfen Traumata* ist

Bellis perennis D6
3 × 1 Tablette täglich

angezeigt.

Nervenverletzungen:
Ist eine Nervenverletzung eingetreten, behandelt man mit

Hypericum D6
3 × 1 Tablette täglich

In diesem Fall muß das Mittel relativ lange gegeben werden.

Siebbeinfrakturen mit Hämatom:
Speziell diese Verletzungsformen sprechen sehr gut auf

Symphytum D6
3 × 1 Tablette täglich

an. Selbstverständlich muß in diesen Fällen zusätzlich ein Schneuzverbot ausgesprochen werden.

Narkosefolgen:
Als spezielles Mittel zur Behandlung von Narkosefolgen sei Hyoscyamus niger erwähnt. Hier empfiehlt sich

Hyoscyamus niger D200
Einmalgabe

insbesondere dann, wenn die Narkose schon länger zurückliegt.

2.1.8 Nachbehandlung von bösartigen Erkrankungen

Auch wenn eine Heilung nach schulmedizinischen Methoden nicht mehr möglich ist, kann eine homöopathische Behandlung bei *Karzinom-*

erkrankungen noch deutliche Erleichterung bringen. Bei Patienten, die bestrahlt werden, treten normalerweise ausgeprägte **Strahlenschäden** im Bereich der Haut und der Nachbarorgane auf. Diese können weitgehend vermieden werden durch die Verordnung von

Radium D30 globuli
5 Globuli täglich
vor dem Frühstück

Allerdings ist das Präparat in der Bundesrepublik Deutschland aufgrund einer Gesetzeslücke nicht erhältlich. Es wird zwar in Karlsruhe von der DHU hergestellt, darf aber nur im Einzelbezug über Österreich besorgt werden. Der Kauf in Österreich und die Einzeleinfuhr in die Bundesrepublik Deutschland ist legal.

Geruchsbelästigung durch Karzinome:

Kreosotum D4 Dilution

Ein weiteres wichtiges Mittel in der Krebsnachbehandlung ist **Kreosotum,** das vor allem bei metastasierenden Karzinomen hilft, die stark riechen. Die Geruchsbelästigung, unter der die Patienten im Endstadium und deren Mitmenschen sehr stark leiden, kann damit drastisch herabgesetzt werden. Kreosotum D4 Dilution kann man unter Umständen auch lokal anwenden.

Mittel für das *Endstadium von Karzinomerkrankungen:*

Arsenicum album D12
2 × 5 Tropfen täglich

Arsenicum wird dabei als Mittel gegen *Schwäche* eingesetzt.

Carbo vegetabilis D6
3 × 1 Tablette täglich
einige Tage lang

Mit Carbo vegetabilis läßt sich das *Allgemeinbefinden* im Endstadium kurzfristig wesentlich bessern (»Leichenwecker«).

2.1.9 Erkrankungen durch Narben

Häufig treten Krankheiten nach Verletzungen oder Operationen auf. In diesen Fällen kommen unter Umständen gestörte Narben in Betracht. Das einfachste Mittel, dies zu testen, ist die Umspritzung bzw. Unterspritzung der Narbe mit **Procain**. Gelegentlich zeigt sich danach eine sofortige Reaktion, das sogenannte *»Sekundenphänomen«*.

Ansonsten empfiehlt sich eine homöopathische Behandlung mit

Conium D6
(3 × 1 Tablette täglich)

später in aufsteigenden Potenzen. Auch die Anwendung als *Conium-Salbe* ist möglich.
Als weiteres Narbenmittel, insbesondere bei *Tonsillennarben,* bietet sich

Calcium fluoratum D4
3 × 1 Tablette täglich

an. Nach dem Einstieg sollten später die Potenzen ansteigen [24].
Möglich ist auch eine Therapie mit den Verletzungsmitteln, wie bspw.:

- **Arnica**
- **Staphisagria**

Grundsätzlich ist bei einer homöopathischen Behandlung anzuregen, sich parallel mit den Grundzügen der *Neuraltherapie* auseinanderzusetzen, da diese Methode gut mit der Homöopathie kombiniert werden kann.

2.1.10 Kreislauf-Kollaps

Gelegentlich kommt es vor, daß ein Patient während der Untersuchung *kurzfristig kollabiert*. Er wird blaß, verstummt, es tritt kalter Schweiß auf die Stirn, danach verliert er das Bewußtsein.
Wird diese Situation *rasch* erkannt, gibt man sofort

Veratrum album D3 Dil.
5 Tropfen auf die Zunge

Rechtzeitig verabreicht, kann der Kollaps noch verhindert werden, ansonsten wacht der Patient schnell wieder auf. Gerade in einer vollen Praxis wird dadurch enorm Zeit eingespart, da die Hochlagerung der Füße und das Öffnen der Fenster meistens nicht mehr notwendig sind.

2.1.11 Impffolgen

Völlig kritiklos werden sehr viele Impfungen propagiert, häufig von den Ärzte- und Standesorganisationen, auch von den Kassenärztlichen Vereinigungen und den Krankenkassen sowie den Gesundheitsämtern. Impfschäden, auch tödliche, sind zwar wissenschaftlich anerkannt, werden aber dabei doch eher in den Hintergrund gedrängt. Man sollte sich immer vor Augen halten, daß zur Entwicklung des Menschen gewisse Krankheiten gehören, diese sollten durchlebt, *nicht unterdrückt* und auch *nicht* durch eine Kunstkrankheit *ersetzt* werden. Der Gedanke, durch eine Reihenimpfung eine Krankheit auszurotten, ist ohnehin fast absurd. Dies ist bis jetzt lediglich bei den *Pocken* gelungen, wird aber bei einer freiwilligen Impfung wohl kaum möglich sein. Viele moderne

Krankheiten, wie die *Allergien,* werden von mehreren Autoren mit den Impfungen in Verbindung gebracht [10, 11, 16, 26, 30, 48].
Bei verschiedenen Kinderkrankheiten wird immer wieder auf die *Komplikationen* durch die Krankheit selbst hingewiesen. Dabei muß allerdings beachtet werden, daß diese Komplikationen häufig *iatrogen* und aus einer »symptomatischen Behandlung« resultieren. Gibt man, wie leider häufig üblich, bei *Masern* reichlich Antipyretika und Antibiotika, wird die Krankheit unterdrückt und kann zu solchen Komplikationen führen.
Durch die Impfungen werden die Krankheiten häufig ins *Erwachsenenalter verlegt.* Masern bei Erwachsenen gab es früher praktisch nie, sie treten aber heute schon vereinzelt auf.
Bei vielen Impfungen muß bedacht werden, daß die Krankheiten extrem selten sind und unter heutigen hygienischen Bedingungen praktisch keine Rolle spielen.
Notwendig ist die **Tetanusimpfung** in **jedem Falle,** da Wundstarrkrampf sehr häufig tödlich endet. Außerdem ist die Impfung gegen **Poliomyelitis** erforderlich, da die Impfung als sehr sicher und relativ ungefährlich gilt und erneute Poliomyelitisepidemien unterbunden werden müssen.
Die Impfung gegen *Diphtherie* ist eher überflüssig, da Diphtherieerkrankungen extrem selten auftreten und die Impfung andererseits nicht ungefährlich ist. Auch bei *Keuchhusten* sind die Impfgefahren relativ groß, die homöopathische Behandlung des Keuchhustens erweist sich dagegen als sehr wirksam.
Eine Impfung gegen *Röteln* ist nur bei Mädchen kurz vor dem gebärfähigen Alter sinnvoll, wenn sie noch keine Röteln hatten. Ansonsten sind Röteln eine völlig harmlose Erkrankung. Eine Impfung gegen *Masern* sollte unterbleiben. Die Masernerkrankung ist sehr gut homöopathisch zu behandeln. Ähnliches gilt für *Mumps,* auch hier kann die Krankheit gut homöopathisch therapiert werden.
Die Impfung gegen die *Frühsommer-Meningo-Encephalitis* (FSME) ist ebenfalls reichlich übertrieben, die Erkrankungen treten wesentlich seltener mit Komplikationen auf als dies von der Bevölkerung angenommen wird. Da parenteral Eiweiß zugeführt wird, kann die Impfung zu *Allergien* führen. Pro Jahr werden etwa 60–120 Erkrankungen an FSME in der Bundesrepublik Deutschland gemeldet. Die Letalität liegt bei einer Beteiligung des Nervensystems bei 1%. Es ist also pro Jahr statistisch weniger als ein Todesfall durch FSME zu erwarten [51]. Dies rechtfertigt sicherlich keine Massenimpfungen. Es sollten lediglich Forstarbeiter geimpft werden. Bis 1991 enthielt der Impfstoff Quecksilber, was zu einer chronischen toxischen Quecksilberbelastung beiträgt.

Zu der neuen Impfung gegen *Haemophilus influenza* können noch keine Argumente vorgebracht werden. Die Impfung ist zu neu. Hier muß man Ergebnisse und Erfahrungen abwarten.

> Das homöopathische Mittel zur Behandlung von Impffolgen ist **Thuja**. Meistens wird einmalig **Thuja D30** gegeben, alternativ kommt **Silicea D30** in Frage. Gelegentlich können auch die entsprechenden *Nosoden* (Keuchhusten – **Pertussinum,** Masern – **Morbilinum,** Tuberkulose – **BCG-Nosode,** FSME – **FSME-Nosode**) verwendet werden.

2.2 Modalitäten

2.2.1 Körperseiten

Viele Arzneien haben eine ausgeprägte »*Seitenmodalität*«:

Rechtsbeziehung	Linksbeziehung
Apis **Lycopodium**	**Lachesis muta** **Sepia**

Häufig ist entscheidend, ob eine Krankheit von rechts nach links **(Lycopodium)** oder von links nach rechts **(Lachesis)** geht, oder ob ein häufiger Seitenwechsel **(Lac caninum)** besteht. Wie alle anderen Modalitäten ist auch die Seitenbeziehung *nicht absolut* zu sehen. So ist bei linksseitiger *Ischialgie* unter Umständen Lycopodium angezeigt.

2.2.2 Periodizität, Tageszeit, Menstruation

Viele Mittel haben eine **Periodizität,** am auffallendsten ist diese bei **Cedron,** hier kommen die Beschwerden *jeden Tag zur gleichen Minute*. Ansonsten gibt es Mittel, wie **Iris versicolor,** die immer dann eingesetzt werden, wenn Krankheiten am **Wochenende** auftreten. Andere Mittel haben eine **vierwöchige** Periodizität, z. B. **Silicea**. Die **Tageszeit** spielt häufig eine Rolle, so sind bei **Lachesis** die Beschwerden vor allem beim **Aufwachen** sehr ausgeprägt (»schläft sich in die Verschlimmerung hinein«), **Natrium muriaticum** hat die Beschwerden mit dem **Lauf der Sonne**.

Auch die Menstruation hat häufig einen gewichtigen Stellenwert. Entscheidend ist, ob die Beschwerden:

- vor
- während
- nach

der Menstruation auftreten. Hinweise auf die Zusammenhänge zwischen Menstruation und Beschwerden bieten die Bücher von *Schlüren* [53] und *Fricke / Smith* [Siehe S. 124].

2.2.3 Essensmodalitäten

Die Essensmodalitäten können zumeist in den Repertorien [1, 40] nachgeschlagen werden. Sie sind ein wichtiger Hinweis auf das *Konstitutionsmittel*.

Beispiele:

Konstitutionstyp	*Essensmodalität*
Calcium carbonicum **Lycopodium**	Extreme Lust auf Süßigkeiten
Calcium phosphoricum **Tuberkulinum**	Abneigung gegen Süßigkeiten
Natrium muriaticum	Braucht Salz
Sepia	Ißt gerne Fisch

2.2.4 Warm-Kalt-Modalitäten

Einen entscheidenden Hinweis auf das Arzneimittel liefert oft die Kälte-Wärme-Beziehung.

So gibt es bestimmte Arzneimittel, bei denen die Patienten *extrem frieren,* wie:

- **Arsenicum album**
- **Nux vomica**

Bei anderen Arzneimitteln ist es den Patienten fast *immer zu warm*:

- **Lachesis**
- **Sulfur**

Bei akuten Krankheitsbildern, bei denen *Wärme schadet* und *Kälte bessert,* ist bspw. häufig **Apis** Mittel der Wahl.

Die Warm-Kalt-Modalitäten können auch in den Arzneimittellehren nachgeschlagen werden [6, 12, 13, 21, 36, 45].

V.

Rechtliche Praxis
Aus- und Fortbildung

1. Rechtliche Praxis

1.1 Gesetzliche Verankerung homöopathischer Mittel

Im Regelfall sind nach dem Arzneimittelgesetz von 1976 neue Arzneimittel vom Bundesgesundheitsamt zuzulassen, ehe sie in den Verkehr gebracht werden dürfen. Vor der Zulassung eines neuen Stoffes als Arzneimittel prüfen Wissenschaftler des Bundesgesundheitsamtes die Ergebnisse der analytischen, der pharmakologisch-toxikologischen und der klinischen Testung, aus denen die Qualität erkennbar und die Wirksamkeit und Unbedenklichkeit abschätzbar sein müssen.
Für **homöopathische Arzneimittel** sieht das Arzneimittelgesetz von 1976 eine **Ausnahmeregelung** vor. Der Hersteller solcher Präparate kann entweder sein Präparat unter denselben Bedingungen wie oben geschildert zur Zulassung anmelden, oder es als homöopathisches Arzneimittel registrieren lassen, wobei in diesem Fall ein Nachweis der Wirksamkeit nicht gefordert wird. Es darf daher auch kein Anwendungsgebiet bzw. eine Indikation angegeben werden. Die Vorschriften der Arzneimittelherstellung sind im **Homöopathischen Arzneimittelbuch** (HAB 1) von 1978 [38] beschrieben.
Die Arzneimittelkommission beim Bundesgesundheitsamt erstellt *Stoffmonographien* über die einzelnen homöopathischen Arzneien. Fällt die Monographie bezüglich einer Arznei negativ aus, kann dieses Mittel entweder ganz vom Markt genommen oder zumindest die Kassenzulässigkeit eingeschränkt werden.

1.2 Kassenarztrecht und Verordnung

Im Rahmen des Wirtschaftlichkeitsgebots sind homöopathische Arzneimittel **derzeit problemlos** zu verordnen. Es gibt in der Kassenarztpraxis keinerlei Probleme, die Mittel auf den *Namen des Patienten* oder als *Sprechstundenbedarf* zu verschreiben. Die Verordnung von *Ampullen* als Sprechstundenbedarf wird gelegentlich von den Kassen aus unerfindlichen Gründen beanstandet. Bei Privatkassen wird manchmal eine Potenz oberhalb der Loschmidtschen Zahl nicht erstattet.

> Für das Verschreiben homöopathischer Mittel ist keineswegs die Zusatzbezeichnung »Homöopathie« oder »Naturheilverfahren« zwingende Voraussetzung.

Es wird lediglich gelegentlich grundlos behauptet.

1.2.1 Das korrekte Rezeptieren – Rezepturbeispiele

Konkrete Beispiele für korrektes Rezeptieren homöopathischer Mittel sind im folgenden aufgeführt:

> Rp. Pulsatilla D2 globuli 10 g
> alle 2 Std. 5 Kügelchen lutschen
>
> Rp. Mercurius solubilis D12 Tbl. 10 g
> 3 × 1 Tbl. tgl. vor dem Essen lutschen
>
> Rp. Sabadilla D30 Tbl. 10 g
> 1 Tbl. sonntags vor dem Frühstück lutschen
>
> Rp. Kalium bichromicum D12,
> Sulfur iodatum D6, Allium cepa D4,
> Luffa D12 ana ad 80,0 ml
> 3 × 5 Tropfen tgl. vor dem Essen

1.2.2 Kassenrechtlicher Kostenaspekt

Die Kosten der homöopathischen Arzneimittel sind relativ bescheiden. Im Regelfall werden für:
10 gr. = DM 5,89
20 gr. = DM 9,11
50 gr. = DM 14,55
berechnet.
Insgesamt ist eine *homöopathische Behandlung* wesentlich *wirtschaftlicher* gegenüber der schulmedizinischen Therapie [23, 52].

1.3 Verfügbarkeit der Mittel über Apotheken und Firmen

Im Allgemeinen:
Im Regelfall sind gängige homöopathische Mittel über die Apotheken **innerhalb eines halben Tages** zu erhalten.
Hierbei spielt allerdings die Organisationsstruktur der einzelnen Apotheken eine wesentliche Rolle. Es gibt Fälle, in denen eine Woche vergeht, bis man die Mittel erhält.

Seltene Mittel und Einzelanfertigungen:
Häufig verordnete homöopathische Mittel hat eine gut sortierte Apotheke ohnehin auf Lager. Bei selteneren Mitteln oder Einzelanfertigungen dauert es **maximal eine Woche,** bis das Mittel zur Verfügung steht.

> Wenn man anfängt, homöopathisch zu arbeiten, ist es daher wichtig vorzusorgen, daß der Patient schnell sein Mittel bekommt.

Es hat keinen Zweck, ein homöopathisches Mittel bei einer Mittelohrentzündung zu verschreiben und dann eine Woche zu warten, bis das Mittel zur Anwendung kommen kann. Ebensowenig ist es sinnvoll, bei akutem Nasenbluten erst ein Mittel über die Apotheke zu besorgen. In diesem Fall muß man unbedingt schon vorher ein geeignetes Mittel **in der Praxis** zur Verfügung haben, um es bei Bedarf sofort anwenden zu können.

Hersteller homöopathischer Arzneimittel:

Zu den wichtigsten Pharmafirmen zählen:
Deutsche Homöopathie-Union (DHU), Karlsruhe
Dort sind praktisch alle wesentlichen Einzelmittel und gebräuchlichen Nosoden erhältlich, sowie Komplexmittel (Pentarkane), Lokaltherapeutika wie Nasentropfen und spezielle Salben. In der Apotheke bestellt man das gewünschte Arzneimittel am besten mit dem Vermerk »Original DHU«.
Staufenpharma, Göppingen
Bei dieser Firma ist ebenfalls das ganze Spektrum homöopathischer Einzelmittel in D- oder Q-Potenzen verfügbar, auch die ausgefallensten auf Bestellung. Zudem alle wichtigen Nosoden.
Arcana, Gütersloh
stellt zahlreiche Einzelmittel her.

Schmidt-Nagel, Genf
für Höchstpotenzen.
Zinsser, Tübingen
ist spezialisiert auf Q-Potenzen.
Apotheke am Wasserturm, Schleswig
Von dort sind ausgefallene Nosoden zu beziehen.
Es gibt dann noch zahlreiche Firmen, die Komplexmittel bzw. Spagyrische Komplexmittel herstellen, u. a.:

- Cefak, Kempten
- Dreluso, Hess. Oldendorf
- Fides, Baden-Baden
- Hanosan, Garbsen
- Heel, Baden-Baden
- Hevert, Sobernheim
- ISO-Arzneimittel
- Loges, Winsen
- Madaus, Köln
- Müller, Göppingen
- Pflüger, Bielefeld
- Pflüger, Rheda-Wiedenbrück
- Pharma-Liebermann, Gundelfingen
- Pascoe, Gießen
- Phönix, Bondorf
- Plantamed, Neumarkt
- Reckeweg, Bensheim
- Regenaplex, Konstanz
- Reineke, Hannover
- Rowa-Wagner, Bergisch Gladbach
- Sanum-Kehlbeck, Hoya
- Schaper & Brümmer, Salzgitter
- Schwörer, Miesenbach
- Steigerwald, Darmstadt
- Truw, Krefeld
- Weber & Weber, Inning

Anmerkung: Die meisten Hersteller homöopathischer Arzneimittel engagieren sich konstruktiv in der ärztlichen Fort- und Weiterbildung (Literatur, Referenten, Arbeitskreise, Tagungen etc.).

2. Aus- und Fortbildung

2.1 Die Erlangung der Zusatzbezeichnung »Homöopathie«

Die Wochenkurse:
Nach den Richtlinien, die auf dem Deutschen Ärztetag im Mai 1992 verbschiedet wurden, sind zum Führen der Zusatzbezeichnung »Homöopathie« **sechs je einwöchige Kurse** erforderlich, die in zahlreichen Orten abgehalten werden, bspw. in:

- Augsburg
- Baden-Baden
- Bad Brückenau
- Baden bei Wien
- Bergisch-Gladbach
- Berlin
- Celle
- Detmold
- Düsseldorf
- Freudenstadt
- Machern bei Leipzig
- München
- Wittenberg

Homöopathische Praxis:
Außerdem ist eine **dreijährige homöopathische** praktische **Tätigkeit** erforderlich. Hierzu reicht allerdings die aktive Teilnahme an entsprechend zugelassenen homöopathischen Arbeitskreisen aus. Diese finden, unter anderen, statt in:

- Bad Imnau
- Bad Krozingen
- Berlin
- Detmold
- Essen
- Freiburg
- Karlsruhe
- Kassel
- Meckenheim
- Münster
- Regensburg
- Wittenberg
- Würzburg

Außerdem müssen **zwei Jahre Klinik** nachgewiesen werden. Verliehen wird die Zusatzbezeichnung dann von den jeweiligen Landesärztekammern.

> Die Jahresprogramme sind beim »Deutschen Zentralverein homöopathischer Ärzte« erhältlich.

Diese neuen Regelungen sind allerdings derzeit noch nicht geltendes Recht, sie müssen noch formal von den einzelnen Landesärztekammern beschlossen werden, was noch Jahre dauern kann. Nach altem Recht sind drei Kurse à einer Woche und eine 18monatige homöopathische praktische Tätigkeit erforderlich.

2.2 Möglichkeiten der ärztlichen Fortbildung in der Homöopathie

Ein großer Nachteil der Homöopathie ist, daß die Fortbildungen insgesamt sehr zeitaufwendig sind. So manche Urlaubswoche muß für die Kurse reserviert werden, an Wochenenden fallen dann noch zahlreiche zusätzliche Fortbildungen an. Dieser Tatbestand muß jedem Arzt klar sein, bevor er sich intensiv mit der Homöopathie beschäftigt.
Homöopathiekurse werden reichlich angeboten. Die aktuellen Kurstermine stehen meistens im **Deutschen Ärzteblatt** auf der letzten Seite, ansonsten kann man sich bei der **Deutschen Homöopathie-Union,** Postfach 41 02 80 in 76202 Karlsruhe erkundigen. Die homöopathischen Ärzte sind im **Deutschen Zentralverein homöopathischer Ärzte** e.V. organisiert. Von der Geschäftsstelle, Alte Steige 3, 72213 Altensteig, kann man ebenfalls Informationsmaterial erhalten.
Unter bestimmten Bedingungen können *arbeitslose Ärzte* Leistungen nach dem *Arbeitsförderungsgesetz* erhalten. Dies trifft insbesondere auch für die *Vierteljahreskurse* in *Augsburg* und *Celle* zu.
Während die genauen Kursdaten, Gebühren usw. von den obengenannten Stellen bezogen werden können, sei im folgenden auf einige Kurse hingewiesen:

Augsburg
Es handelt sich um einen *Dreimonatskurs* mit *intensiver homöopathischer Ausbildung*. Sehr viele verschiedene Referenten vermitteln ein umfassendes Bild von der Homöopathie.

Bad Brückenau
Die Kurse finden im Weiterbildungszentrum Bad Brückenau im Regelfall *zweimal jährlich* statt. Dort wird die Homöopathie in *klassischer Art* und Weise gelehrt.

Baden-Baden
Dort werden Homöopathiekurse im Rahmen der großen Fortbildungsveranstaltung für Naturheilverfahren der *Gesellschaft der Ärzte für Erfahrungsheilkunde* e.V. (Fritz-Frey-Straße 21, 69121 Heidelberg) angeboten. Die Kurse finden im *November* eines jeden Jahres statt. Zusätzlich zur Homöopathie kann man sich auch noch über Naturheilverfahren allgemein informieren.

Baden bei Wien
Es handelt sich um Kurse, die die *Österreichische Gesellschaft für homöopathische Medizin* veranstaltet. MATTHIAS DORCSI und seine Schüler führen sie durch. Bei diesen Kursen werden *bewährte Indikationen* gelehrt, aber auch Arzneimittelbilder stehen im Vordergrund.

Bergisch-Gladbach
Die Kurse finden etwa *einmal jährlich* statt. Sie haben noch keine lange Tradition, so daß nähere Angaben nicht gemacht werden können.

Celle
Die Kurse finden im Weiterbildungszentrum der *Niedersächsischen Akademie für Homöopathie und Naturheilverfahren e.V.* statt, insgesamt etwa *viermal jährlich*. Die Akademie ist insbesondere auch in Sachen Arzneimittelprüfung am Gesunden [7, 8, 9] aktiv.

Detmold
Die Kurse werden durchgeführt vom *August-Weihe-Institut* für homöopathische Medizin e.V. Sie finden etwa *zweimal jährlich* statt und zeichnen sich durch *kleine Gruppenarbeit* aus.

Freudenstadt
Es handelt sich um je einen Homöopathiekurs im *März* und *September* eines jeden Jahres, die im Rahmen des Kongresses des *Zentralverbands der Ärzte für Naturheilverfahren* e.V. (Bismarckstr. 3, 72250 Freudenstadt) stattfinden. Umfassend werden Arzneimittelbilder und die konkrete Anwendung der Homöopathie dargestellt.

Machern bei Leipzig
Diese Veranstaltung orientiert sich weitgehend an den Kursen von Bad Brückenau, sodaß eine gleichwertige Qualität erwartet werden kann.

München
Die Kurse, die vom Deutschen Zentralverein homöopathischer Ärzte organisiert werden, finden etwa zweimal jährlich statt. Zum großen Teil arbeiten dort dieselben Referenten wie in Freudenstadt.

2.3 Spezielle Fortbildungskurse

Unabhängig von den Weiterbildungskursen, die zum Erwerb der Zusatzbezeichnung »Homöopathie« erforderlich sind, gibt es auch Fortbildungskurse, die sich thematisch auf *bestimmte Aspekte* konzentrieren. Kurse dieser Art finden bspw. in

- Augsburg
- Bad Mergentheim
- Bad Orb
- Bad Rappenau
- Bochum
- Celle
- Detmold
- Göttingen
- Lindau
- Lörrach
- München
- Timmendorfer Strand

statt.
Zum Teil sind die Kurse fachbezogen, insbesondere die Homöopathie in der *Kinderheilkunde* (Celle/München) sowie die Homöopathie in der *Gynäkologie* und *Geburtshilfe* (Celle).
Außerdem sei auf die Kurse über die Homöopathie in der *HNO-Heilkunde* hingewiesen, die von mir regelmäßig in Bad Orb und Bad Rappenau durchgeführt werden.
Außerdem gibt es *regelmäßige Kongresse der Landesverbände* und des Deutschen Zentralvereins homöopathischer Ärzte e.V. Bei diesen Fortbildungsveranstaltungen werden im wesentlichen die neuesten Aspekte der Homöopathie angesprochen. Ähnlich wie in anderen Fachgebieten gibt es dann auch noch *Weltkongresse* der Homöopathen sowie zahllose Fortbildungen im Ausland.

2.4 Lernziele im Studium: Gegenstandskatalog Homöopathie

Der hier abgedruckte Original-Gegenstandskatalog für Homöopathie ist ab 1993 gültig.
Sicherlich interessieren sich heute tätige Ärzte auch für die Anforderungen, die an die jetzigen Studenten bezüglich des Homöopathiewissens gestellt werden.

Definition und Prinzipien
Grundlagen und therapeutische Möglichkeiten innerhalb der Medizin, Beziehung zur Regulationstherapie, individuelle Stimulation durch spezifische Arzneimittel, Ähnlichkeitsregel.

Indikationen, Kontraindikationen, Risiken
Erweiterung der konventionellen Behandlungsmethoden (= mögliche Indikation).
Relative Indikation bei Krankheiten mit überschießenden Reaktionen des Organismus; Kontraindikation bei Nichtmöglichkeit der Stimulation. Risiken bei Nichtbeachtung der Indikation.

Arzneimittelprüfung
Begriff des Arzneimittelbildes und der Arzneimittelprüfung am Gesunden.
Wirkungsprofile von Homöopathika (Organotropie, Funktiotropie, Personotropie).

Krankheitsbild
Begriff des Krankheitsbildes und seiner Erfassung.
Bedeutung der klinischen Diagnose und der individuellen Merkmale des Patienten für die Arzneimittelwahl.

Dosierungslehre
Ausgangsstoffe für homöopathische Arzneimittel; Bedeutung der Trägersubstanzen; Begriff der Potenzierung.
Darreichungsformen von Homöopathika.

Abgeleitete Heilsysteme
z. B. fixe Kombinationen homöopathischer Einzelmittel (Komplexmitteltherapie), Spagyrik und deren Stellung zur Homöopathie Hahnemanns.

Rechtliche Verankerung
Bedeutung des homöopathischen Arzneibuchs (HAB 1); Aufgabe der Arzneimittelkommission für die homöopathische Therapierichtung am BGA; Voraussetzungen für die Zusatzbezeichnung »Homöopathie«.

3. Möglichkeiten individueller Weiterbildung

3.1 Kommentierte Literaturauswahl

Der »Kurscharakter« dieses Buches betont die kurze und bündige Einführung in die Homöopathie. Für diejenigen Kolleginnen und Kollegen, die sich mit der Materie tiefer befassen wollen, sei nachfolgend eine Auswahl weiterführender Literatur vorgestellt.

3.1.1 Klassische Literatur

Das Hauptwerk der Homöopathie ist das *»Organon der Heilkunst«* von Samuel Hahnemann [35], das schon auf Seite 18 ausführlich beschrieben wurde.

3.1.2 Lehrbücher der Homöopathie

M. Dorcsi: *Homöopathie.* Eine Lehrbuchreihe in 6 Bänden, Haug-Verlag, Heidelberg.
Band 1: Einführung in die Praxis. 7., erweiterte Auflage 1991. [17]
Band 2: Ätiologie. 5. Auflage, 1991. [18]
Band 3: Konstitution. 5., verbesserte Auflage, 1991. [19]
Band 4: Organotropie. 6. Auflage, 1990. [20]
Band 5: Arzneimittellehre. 3., verbesserte Auflage, 1991. [21]
Band 6: Symptomenverzeichnis. 4., verbesserte Auflage, 1992. [22]
Es handelt sich hier um eine umfassende Einführung in die Homöopathie einschließlich Arzneimittel- und Konstitutionslehre. Das Buch ist einerseits als typisches Lehrbuch geeignet, andererseits auch günstig als Nachschlagewerk, um spezielle Konstitutionen rasch zu finden bzw. um über den kurzen Weg der Mittelfindung schnell ein entsprechendes homöopathisches Mittel zu verordnen.

G. Köhler: *Lehrbuch der Homöopathie,* Band 1: Grundlagen und Anwendung. Hippokrates-Verlag Stuttgart. 5., durchgesehene u. überarbeitete Auflage 1988. [42]

Dieses Buch ist eine sehr gute Einführung in die Homöopathie, es entspricht im wesentlichen dem Grundkurs Homöopathie für den Erwerb der Zusatzbezeichnung.

G. Köhler: *Lehrbuch der Homöopathie,* Band 2: Praktische Hinweise zur Arzneiwahl. Hippokrates-Verlag Stuttgart 1991. 2., neubearbeitete u. ergänzte Auflage. [43]
In diesem Buch werden die gängigen Krankheitsbilder besprochen und mit den in Frage kommenden Arzneimitteln verknüpft. Es eignet sich idealerweise als Nachschlagewerk, um während der täglichen Sprechstunde rasch von bestimmten Diagnosen bzw. Symptomen zu einem Arzneimittel zu kommen.

W. Gawlik: Arzneimittelbild und Persönlichkeitsportrait – *Konstitutionsmittel* in der Homöopathie, Hippokrates-Verlag Stuttgart 1990. [31]
Der Autor schildert sehr einprägsam anhand von Persönlichkeitsportraits die verschiedenen Konstitutionsmittel, die dadurch leicht erlernbar werden. Er nennt die Schlüsselsymptome und jeweiligen Modalitäten. Dies führt dazu, daß bei entsprechenden Patienten in der Praxis die Konstitutionsmittel relativ gut erkannt werden können.

H. Beuchelt: *Konstitutions- und Reaktionstypen* in der Medizin mit Berücksichtigung ihrer therapeutischen Auswertbarkeit in Wort und Bild. Haug-Verlag Heidelberg, 8. Auflage 1987. [4]
Man kann mit diesem Buch Konstitutionstypen leicht erlernen, da sie mit Hilfe von Photos gut und einprägsam beschrieben werden, allerdings mit dem Nachteil, daß die Photos aus den vierziger und fünfziger Jahren stammen und damit für heutige Verhältnisse etwas merkwürdig aussehen.

W. Quilisch: *Die Homöopathische Praxis.* Hippokrates-Verlag, Stuttgart, 3., unveränderte Auflage 1987. [49]
Hier handelt es sich um ein Buch, mit dessen Hilfe schnell organotrope Arzneien gefunden werden können. Es werden hauptsächlich bewährte Indikationen beschrieben, die insgesamt sicherlich nicht ausreichen, häufig aber doch das richtige Arzneimittel finden lassen.

C. R. Coulter: *Portraits homöopathischer Arzneimittel I und II.* Haug-Verlag Heidelberg, Band I, 2. verbesserte Auflage. 1. Nachdruck 1990, Band II (1991). [13]
In diesen zwei Büchern werden ausführlichst 17 der wichtigsten homöopathischen Arzneien beschrieben, wobei vor allem auf die psychische

Komponente der Medikamente eingegangen wird. Eine Charakteristik von bestimmten Menschentypen wird in Bezug zum jeweiligen Arzneimittel gesetzt. Bekannte Persönlichkeiten der Geschichte und Literatur werden mit dem entsprechenden Arzneimittel verglichen. Die Art und Weise der ausführlichen Schilderung erleichtert dann sehr die Vorstellung vom jeweiligen Arzneimittelbild.

3.1.3 Arzneimittellehren

Es gibt zahllose Arzneimittellehren in der Homöopathie, die sich vor allem in der Übersichtlichkeit und Ausführlichkeit stark unterscheiden. Bereits *Hahnemann* selbst verfaßte eine ausführliche Arzneimittellehre [36].

G. Charette: *Homöopathische Arzneimittellehre für die Praxis*. Stuttgart, 1991. 6., unveränderte Auflage. Hippokrates-Verlag. [12]
Die wesentlichen Arzneimittel werden mit Modalitäten, Indikationen und Konstitutionsbildern vorgestellt. Neuere und seltenere Arzneimittel fehlen allerdings.

J. Mezger: *Gesichtete Homöopathische Arzneimittellehre*. Heidelberg, 1993. 2 Bände, 10., verbesserte Auflage. Haug-Verlag. [45]
Es handelt sich um eine sehr gute, ausführliche Arzneimittellehre, in der praktisch alle gängigen und auch neueren Arzneimittel ausführlich mit Indikationen, Modalitäten und auch als Konstitutionsmittel beschrieben werden. Mezger weist in diesem Buch besonders auf die jeweiligen Prüfungssymptome hin.

K. Stauffer: *Klinische Homöopathische Arzneimittellehre*. Stuttgart, 1993. 11. Auflage. Johannes Sonntag Verlag.
Den etwa 400 alphabetisch aufgeführten Arzneimitteln ist ein pharmazeutischer Abschnitt mit Angaben über Herkommen und Zubereitung vorangestellt. Es folgen die klar gestuften Symptomenbilder, die – bei aller Gründlichkeit – in den wesentlichen Zügen knapp gehalten sind.

M. Wiesenauer: *Praxis der Homöopathie*. Stuttgart, 1985. Hippokrates-Verlag. [58]
Es handelt sich um eine sehr kurzgefaßte Arzneimittellehre, die aber dadurch den Vorteil hat, daß in der täglichen Sprechstunde sehr schnell das entsprechende Mittel aufgefunden wird und die Symptome bzw. Indikationen nachgeschlagen werden können.

W. Zimmermann: *Homöopathische Arzneitherapie*. Regensburg, 1990. 5., erweiterte Auflage. Johannes Sonntag-Verlag. [61]
Es handelt sich um eine kurzgefaßte integrierte Arzneimittellehre. Die wesentlichen homöopathischen Einzelmittel, auch die sogenannten kleinen Mittel, werden mit Leitsymptomen, Modalitäten, Wirkungen auf die verschiedenen Organe und konstitutionellen Elemente aufgeführt. Bei der Beschreibung wird eine Querverbindung zu anderen Mitteln geschaffen. Wesentliche Eigenschaften der Medikamente werden drucktechnisch hervorgehoben. Im Anhang werden Antidote bzw. Ergänzungsmittel beschrieben. Ein Indikationsregister erleichtert das Auffinden der entsprechenden Arzneien.

3.1.4 Repertorien

Kent's Repertorium der homöopathischen Arzneimittel, Bde. I–III. Heidelberg, 1993. 13. Auflage. Haug-Verlag. [40]
Das Kent'sche Repertorium ist ein dreibändiges Werk, in dem die jeweiligen vom Patienten geschilderten Symptome nachgeschlagen werden können. Das Buch entspricht allerdings in etwa dem Stand des ausgehenden 19. Jahrhunderts, neuere Arzneimittel fehlen vollständig.

H. Barthel, W. Klunker: *Synthetisches Repertorium*. 3 Bände. Heidelberg, 1992. 4 Auflage. Haug-Verlag. [1]
In diesem Werk wurden verschiedene ältere Repertorien zu einem neuen zusammengefaßt. Das Buch ist dadurch wesentlich umfassender als das Repertorium von KENT, es wurde auch versucht, Fehler der anderen Repertorien zu beseitigen. Da es aber insgesamt noch umfassender Stoff anbietet als das Kent'sche Repertorium, verliert es manchmal etwas an Übersichtlichkeit. Verwirrend erscheint mir zudem, daß das Buch dreisprachig (deutsch, englisch, französisch) ist.

3.1.5 Fachgebietsgebundene homöopathische Lehrbücher

Strenggenommen trägt natürlich bereits die Überschrift einen Widerspruch in sich, da die Homöopathie jeweils den *ganzen Menschen* umfaßt und nicht nur ein Fachgebiet. Aber wie schon an anderer Stelle ausgeführt, spielt oft die *organotrope Behandlung* in der täglichen Praxis eine große Rolle, so daß derartige Werke eine große Hilfe sind. Es gibt nicht für alle Fachgebiete ein entsprechendes Lehrbuch.

A. Augenheilkunde

A.-M. Zimmermann: *Homöotherapie der Augenkrankheiten.* Stuttgart, 1992. 2. Auflage. Sonntag-Verlag, [59]
In diesem Buch wird erst allgemein in die Ophthalmologie eingeführt, anschließend werden die in der Ophthalmologie wichtigen Arzneimittelbilder beschrieben. Die konventionelle Behandlung von Augenkrankheiten wird der homöopathischen Behandlung gegenübergestellt, außerdem werden gleichzeitig auch andere Naturheilverfahren bei Augenkrankheiten wie die Phytotherapie, Schröpfkuren, Aderlaß usw. beschrieben. Insgesamt ergibt sich damit eine umfassende Einführung in die Ophthalmologie von schulmedizinischer, naturheilkundlicher und homöopathischer Seite.

H. Ortloff: *Homöopathische Behandlung der Augenkrankheiten.* Heidelberg 1990. Haug-Verlag. [47]
Das Buch ist günstig als Nachschlagewerk. In Tabellenform sind bestimmte homöopathische Arzneien den entsprechenden Augenkrankheiten zugeordnet, andererseits werden bestimmten ophthalmologischen Krankheiten die entsprechenden Arzneien zugewiesen. Es eignet sich damit als Nachschlagewerk in der ophthalmologischen Praxis.

B. Gynäkologie und Geburtshilfe

E. Schlüren: *Homöopathie in Frauenheilkunde und Geburtshilfe.* Heidelberg, 1992. 7. Auflage. Haug-Verlag. [53]
Das Buch ist ausgezeichnet geeignet, um in aller Schnelle von bestimmten Symptomen auf Arzneimittel zu schließen. Es beschreibt nicht nur typisch gynäkologische bzw. geburtshilfliche Erkrankungen, sondern auch Allgemeinerkrankungen, die zum Beispiel während der Schwangerschaft oder vor/bei oder nach der Periode auftreten und ist damit auch für Nichtgynäkologen als Nachschlagewerk äußerst empfehlenswert.

P. Fricke; T. Smith: *Homöotherapie gynäkologischer Erkrankungen.* Regensburg, 1984. Johannes Sonntag-Verlag.
Ein Buch für die Frau und ihren Arzt. Hier bietet sich die Homöopathie als ergänzende Behandlungsmethode zur konventionellen Medizin an, die auf eine Regulierung der Gesamtheit der körperlichen Funktionsabläufe abzielt. Insbesondere werden schulmedizinische Therapien und Grenzen der Homöopathie eingeschätzt.

C. Hautkrankheiten

W. Zimmermann: *Homöotherapie der Hautkrankheiten*. Regensburg, 1987. Johannes Sonntag-Verlag. [60]
Dieses Buch zeichnet sich dadurch aus, daß bestimmten Hauterkrankungen bestimmte homöopathische Mittel zugeordnet werden, die anhand der übrigen Modalitäten dann schnell zu finden sind. Gleichzeitig werden die verschiedenen Arzneimittelbilder unter dermatologischen Gesichtspunkten beschrieben, so daß sich Hinweise auf Konstitutionsmittel entnehmen lassen.

D. HNO-Heilkunde

K.-H. Friese: *Homöopathie in der HNO-Heilkunde*. Stuttgart, 1991. Hippokrates-Verlag. [26]
Dieses Buch enthält eine kurzgefaßte Arzneimittellehre unter speziellen HNO-ärztlichen Gesichtspunkten. Es werden sämtliche Krankheiten des HNO-Gebietes, als auch Allergien und die Randgebiete besprochen, um eine organotrope Arzneimittelfindung zu erleichtern.

E. Kinderheilkunde

V. Glaz: *Homöotherapie der Atemwegserkrankungen bei Kindern*. Stuttgart, 1992. Johannes Sonntag-Verlag.
Erstes umfassendes Werk zur Homöotherapie dieser Krankheitsformen auf der Basis klinisch-experimenteller sowie praktisch-statistischer Ergebnisse und anhand differenzierter, systematisch gegliederter Falldemonstrationen. Theorie und Praxis der Konstitutions- und symptomatologischen Therapie, ergänzt durch die Diskussion und Implikation von Umwelteinflüssen, Biorhythmen oder Spurenelementen als integrierte Teilgebiete homöopathischer Behandlung.

H. Hauptmann: *Homöopathie in der kinderärztlichen Praxis*. Heidelberg, 1991. Haug-Verlag. [37]
Das Buch ist eine Mischung aus spezieller kinderärztlicher Arzneimittellehre, Repertorium und allgemeinen Erläuterungen, z. B. wie eine Fallaufnahme sinnvoll durchgeführt wird. Das Buch eignet sich einerseits als Lehrbuch, andererseits ebenfalls als Nachschlagewerk.

A. Voegeli: *Homöopathische Therapie der Kinderkrankheiten.* Heidelberg, 1989. 5. Auflage. Haug-Verlag. [57]
Dieses Buch ist als Nachschlagewerk in der Praxis geeignet, da in aller Kürze bei bestimmten Krankheiten die entsprechenden in Frage kommenden homöopathischen Mittel gut beschrieben sind.

F. Neurologie

M. Gaisbauer: *Homöotherapie neurologischer Erkrankungen.* Regensburg, 1984. Sonntag-Verlag. [28]
Wie im allgemeinen Neurologielehrbuch werden zunächst die wesentlichen neurologischen Krankheiten mit Symptomen, Ätiologie, gegebenenfalls unterschiedlichen Krankheitsformen und der Differentialdiagnose und Differentialtherapie vorgestellt. Es wird erklärt, welche homöopathischen Arzneien bei dem jeweiligen Krankheitsbild in Betracht kommen.
Das Buch bietet eine günstige Orientierungshilfe bei neurologischen Erkrankungen, reicht aber alleine bei komplizierten chronischen Krankheiten sicherlich nicht aus. Unter entsprechender kritischer Würdigung der angegebenen Therapie und guten Homöopathiekenntnissen ist das Werk in der täglichen Praxis eine wesentliche Erleichterung.

G. Psychiatrie

M. Gaisbauer: *Homöotherapie psychiatrischer und psychosomatischer Erkrankungen.* Stuttgart, 1992. Sonntag-Verlag. [29]
In diesem Buch werden zunächst wie in den allgemeinen psychiatrischen Lehrbüchern kapitelweise verschiedene Krankheiten behandelt. Nach der Definition der Krankheiten mit Ätiologie wird die Klinik erklärt. In der Folge bringt der Autor eine homöopathische Differentialtherapie bei den einzelnen Krankheitsbildern. Die angegebenen Arzneien können sicherlich einen wichtigen Hinweis in der täglichen Praxis bedeuten, allerdings ist die Behandlung von psychiatrischen Erkrankungen allein nach bewährten Indikationen sicherlich nicht möglich. Hier spielen erfahrungsgemäß konstitutionelle Momente die allergrößte Rolle. Auch hier ist das Buch nur dem homöopathisch erfahrenen Arzt zu empfehlen, da die Homöotherapie psychiatrischer Erkrankungen insgesamt sehr schwierig ist und sich Erfolge oft nur schwer einstellen.

3.2 Homöopathische Zeitschriften

Die »**Allgemeine Homöopathische Zeitung**« wurde bereits 1832 zu Zeiten von HAHNEMANN gegründet. Sie erscheint *sechsmal pro Jahr* im Haug-Verlag in Heidelberg und ist die offizielle *Vereinszeitschrift* des Deutschen Zentralvereins homöopathischer Ärzte e.V. Die Zeitschrift bleibt für alle, die sich täglich in der Praxis mit Homöopathie auseinandersetzen, unerläßlich. Sie enthält zahlreiche wissenschaftliche Artikel, aber auch Personalien, Tagungsberichte, Buchbesprechungen usw.

Die »**Zeitschrift für Klassische Homöopathie**« erscheint ebenfalls *sechsmal pro Jahr* im Haug-Verlag in Heidelberg. Diese Zeitschrift ist eine wichtige Ergänzung für die Allgemeine Homöopathische Zeitung. Es werden ebenfalls wissenschaftliche Artikel veröffentlicht, die zahlreiche Hinweise zur Behandlung in der täglichen Praxis geben.

»**Homöopathie aktuell**« heißt eine Zeitschrift, die von der Deutschen Gesellschaft zur Förderung naturgesetzlichen Heilens e.V. herausgegeben wird. Personell und organisatorisch besteht eine enge Bindung dieser Zeitung mit dem August-Weihe-Institut für homöopathische Medizin e.V. in Detmold. Sie ist sehr flüssig geschrieben und auch speziell für Laien geeignet. Die Zeitschrift bringt zahlreiche Kasuistiken, die immer wieder neu zur homöopathischen Behandlung ermutigen.

Es gibt noch zahlreiche andere homöopathische Zeitschriften, die zum Teil nur in geringer Auflage und regional begrenzt erscheinen bzw. unregelmäßig herauskommen. Auf Zeitschriften, die hauptsächlich die Komplex-Homöopathie vertreten, möchte ich bewußt nicht näher eingehen.

3.3 Homöopathische Arbeit mit dem Computer

Es gibt inzwischen zahllose Computerprogramme, mit deren Hilfe ein Arzneimittel schneller gefunden wird als mit der klassischen Repertorisation. Im wesentlichen sind bei den Programmen verschiedene Repertorien eingearbeitet, die Symptome muß man in einer bestimmten Sprache eingeben, dann werden sie entweder automatisch gewichtet oder die Gewichtung wird vom Arzt beeinflußt.

Es kommt schließlich ein Angebot von vielen homöopathischen Einzelmitteln heraus, die jeweils mit einer Punktzahl versehen sind, je nachdem wie oft die entsprechenden Symptome in den Repertorien aufgetaucht sind. Die Computerprogramme sind für den homöopathischen *Anfänger* ausdrücklich *nicht geeignet*.

Bevor mit einem Computer repertorisiert wird, ist zu fordern, daß klassisch vorgegangen werden kann.

Da in den Repertorien die Polychreste relativ häufig vorkommen und die kleinen Mittel naturgemäß eher selten, werden den Patienten meistens auch primär nur Polychreste angeboten. Dies birgt eine gewisse Gefahr. Keinesfalls darf das Mittel unkritisch übernommen werden, das bei der Repertorisation an erster Stelle herauskommt. Ein Beispiel der Computerrepertorisation findet sich auf Seite 93.
Die Anschaffungskosten für die Computerrepertorisation betragen derzeit etwa DM 5000,– für die Hardware und DM 5000,– für die Software. Konkrete Angebote möchte ich hier ausdrücklich nicht beschreiben, da sich, wie so am Computermarkt üblich, der Vertrieb bzw. die Systeme dauernd ändern [33].

VI.
Anhang

1. Literaturverzeichnis

1. BARTHEL, H., KLUNKER, W.: Synthetisches Repertorium. 3 Bde. 4. A. Haug-Verlag, Heidelberg 1992.
2. BARTHEL, P.: Das Vermächtnis Hahnemanns – Aufstieg und Fall der Bryonia alba. Allgemeine Homöopathische Zeitung 237 (1992), 135–139.
3. BAYR, G.: Hahnemanns Selbstversuch mit der Chinarinde im Jahre 1790. Haug-Verlag, Heidelberg 1989.
4. BEUCHELT, H.: Konstitutions- und Reaktionstypen in der Medizin mit Berücksichtigung ihrer therapeutischen Auswertbarkeit in Wort und Bild. 8. A. Haug-Verlag, Heidelberg 1987.
5. BOENNINGHAUS, H.-G.: Hals-Nasen-Ohrenheilkunde für Medizinstudenten, 9. Aufl. Springer, Heidelberg 1993.
6. BOERICKE, W.: Handbuch der homöopathischen Materia Medica. Haug-Verlag, Heidelberg 1992.
7. BÖTTCHER-HAASE, C.: Erfahrungen mit der Auswertung der Arzneimittelprüfungen von Petroleum (1984) und Luffa operculata (1986) in der Niedersächsischen Akademie für Homöopathie und Naturheilverfahren e.V. in Celle. Teil I: Anlage beider Prüfungen, Durchführung und Symptomenvergleich der Petroleumprüfung mit Symptomen aus Hahnemanns »Chronischen Krankheiten«. Zeitschrift für Klassische Homöopathie 35 (1991), 203–212.
8. BÖTTCHER-HAASE, C.: Erfahrungen mit der Auswertung der Arzneimittelprüfungen von Petroleum (1984) und Luffa operculata (1986) in der Niedersächsischen Akademie für Homöopathie und Naturheilverfahren e.V. in Celle. Teil II: Kritische Beurteilung der Prüfungen und Schlußfolgerungen. Zeitschrift für Klassische Homöopathie 35 (1991), 246–247.
9. BÖTTGER, H. E.: Erfahrungen mit der homöopathischen Arzneimittelprüfung an der Akademie für Homöopathie und Naturheilverfahren in Celle. Allgemeine Homöopathische Zeitung 236 (1991), 232–239.
10. BUCHWALD, G.: Impfen – ja oder nein? Ärztezeitschrift für Naturheilverfahren 28 (1987), 841–867.
11. BUCHWALD, G.: Impfen schützt nicht! – Impfen nützt nicht! – Impfen schadet! Deutsche Zeitung für Homöopathie, 47ff. (1989).
12. CHARETTE, G.: Homöopathische Arzneimittellehre für die Praxis. 6. A., Hippokrates-Verlag, Stuttgart 1991.
13. COULTER, C. R.: Portraits homöopathischer Arzneimittel. Haug-Verlag Heidelberg. Band I, 2. verb. A., 1. Nachdr. (1990), Band II (1991).
14. DAUNDERER, M.: Handbuch der Umweltgifte. Klinische Umwelttoxikologie für die Praxis. Ecomed, Landsberg/Lech 1990.
15. DAUNDERER, M.: Handbuch der Amalgamvergiftung. Ecomed-Verlag, Landsberg/Lech 1992.
16. DELARVE, F.: Impfungen, der unglaubliche Irrtum. 2. Auflage, Hirthammer-Verlag München 1990.

DORCSI, M.: HOMÖOPATHIE – Lehrbuchreihe in 6 Bänden, Haug-Verlag Heidelberg.

17. Band 1: Einführung in die Praxis. 7., erweiterte Auflage, 1991.
18. Band 2: Ätiologie. 5. Auflage, 1991.
19. Band 3: Konstitution. 5., verbesserte Auflage, 1991.
20. Band 4: Organotropie. 6. Auflage, 1990.
21. Band 5: Arzneimittellehre. 3., verbesserte Auflage, 1991.
22. Band 6: Symptomenverzeichnis. 4., verbesserte Auflage, 1992.

23. Feldhaus, H.-W.: Zur Frage der Wirtschaftlichkeit homöopathischer Behandlungsmethoden in der Kassenzahnarztpraxis. Allgemeine Homöopathische Zeitung 237 (1992), 115–122.
24. Friese, K.-H.: Kopfschmerzen in der HNO-Praxis. Allgemeine Homöopathische Zeitung 235 (1990), 179–182.
25. Friese, K.-H.: Gift im Mund. Naturamed 7 (1992), 295–306.
26. Friese, K.-H.: Homöopathie in der HNO-Heilkunde. Hippokrates-Verlag, Stuttgart 1991.
27. Friese, K.-H.: Homöopathische Behandlung von adenoiden Vegetationen – Alternative zur Operation? Erfahrungsheilkunde 41 (1992), 530–534.
28. Gaisbauer, M.: Homöotherapie neurologischer Erkrankungen. Sonntag-Verlag, Regensburg 1984.
29. Gaisbauer, M.: Homöotherapie psychiatrischer und psychosomatischer Erkrankungen. 2. A., Sonntag-Verlag, Stuttgart 1992.
30. Garblomme, K.: Impfen recht und billig? Hechtel (Belgien) 1990.
31. Gawlik, W.: Arzneimittelbild und Persönlichkeitsportrait. Hippokrates-Verlag, Stuttgart 1990.
32. Gebhardt, K.-H.: Beweisbare Homöopathie. 2. A., Haug-Verlag, Heidelberg 1986.
33. Grätz, J.-F.: Computer-Repertorisation – Vergleich zweier Softwaresysteme. Allgemeine Homöopathische Zeitung 237 (1991), 152–158.
34. Grimm, A.: Causticum – Ätzstoff oder Phantasieprodukt? Zeitschrift für Klassische Homöopathie 33 (1989), 47–57.
34a. Hahn-Godeffroy, J. D., Irmgard Oepen: Kuckucksei im Nest der Rechtsmedizin? – Ärztezeitschr. f. Naturheilverf. 4/86.
35. Hahnemann, S.: Organon der Heilkunst. 6. Auflage, Neuausgabe, Haug-Verlag, Heidelberg 1992.
36. Hahnemann, S.: Reine Arzneimittellehre. Faksimile-Ausgabe, 5. Nachdruck 1991, Haug-Verlag Heidelberg.
37. Hauptmann, H.: Homöopathie in der kinderärztlichen Praxis. Haug-Verlag, Heidelberg 1991.
38. Homöopathisches Arzneimittelbuch, 1. Ausgabe 1978, 5. Nachtrag, Deutscher Apotheker Verlag, Stuttgart.
39. Julian, O. A.: Neuere homöopathische Arzneimittelbilder. Sonntag-Verlag, Regensburg 1988.
40. Kent's Repertorium der homöopathischen Arzneimittel. Bde. I–III. 13 A. Haug-Verlag, Heidelberg 1993.
41. Kleijnen, J., Knipschild, P., Riet, G.: Clinical trials of homoeopathy. British Medical Journal 302 (1991), 316–323.
42. Köhler, G.: Lehrbuch der Homöopathie, Bd. I. 5. A., Hippokrates-Verlag, Stuttgart 1988.
43. Köhler, G.: Lehrbuch der Homöopathie Bd. II, 2. A., Hippokrates-Verlag, Stuttgart 1991.
44. Lübben, G.: Arzt – Priester – Zauberer: Einführung in die religiösen und magischen Grundelemente medizinischen Denkens und Handelns im pharaonischen Ägypten. Inaugural-Dissertation, Budapest 1990.
45. Mezger, J.: Gesichtete Homöopathische Arzneimittellehre. 2 Bde., 10. A., Haug-Verlag, Heidelberg 1993.
46. Müller, H. V.: Die Farbe als Mittel zur Simillimumfindung in der Homöopathie. 2 Bde., Haug-Verlag, Heidelberg 1991, 1992.
46a. Oepen, Irmgard: An den Grenzen der Schulmedizin. Deutscher Ärzte Verlag, Köln 1985.
47. Ortloff, H.: Homöopathische Behandlung der Augenkrankheiten. Haug-Verlag, 2. A., Heidelberg 1990.

48. PFEIFFER, H.: Impfungen und Homöopathie, Therapeutikon 6 (1992), 260–271. G. Braun-Verlag Karlsruhe.
48a. PROKOP, OTTO: Medizinischer Okkultismus. Paramedizin. VEB G. Fischer, Jena 1964.
49. QUILISCH, W.: Die homöopathische Praxis. 3. A., Hippokrates-Verlag, Stuttgart 1987.
50. RICHTER, A.: Zur Problematik des Wirksamkeitsnachweises in der Homöopathie. Allgemeine Homöopathische Zeitung 236 (1991), 3–10, 56–57.
51. ROGGENDORF, M., NEUMANN-HAEBELIN, D., ACKERMANN, R.: Prophylaxe der Frühsommer-Meningoenzephalitis. Deutsches Ärzteblatt 86 (1989), 1992–1994.
52. ROST, J.: Der Kostenfaktor in der Medizin. Allgemeine Homöopathische Zeitung 236 (1991), 109–114.
53. SCHLÜREN, E.: Homöopathie in Frauenheilkunde und Geburtshilfe. 7. A., Haug-Verlag, Heidelberg 1992.
54. SCHLÜREN, E.: Okoubaka Aubrevillei. Allgemeine Homöopathische Zeitung 236 (1991), 225–231.
55. SCHWAB, G.: Läßt sich eine Wirkung homöopathischer Hochpotenzen nachweisen? Allgemeine Homöopathische Zeitung 235 (1990), 135–139.
56. SPAICH, W.: Naturwissenschaft – Homöopathie – Placebo. Allgemeine Homöopathische Zeitung 235 (1990), 188–193.
57. VOEGELI, A.: Homöopathische Therapie der Kinderkrankheiten. 5. A., Haug-Verlag, Heidelberg 1989.
58. WIESENAUER, M.: Praxis der Homöopathie, Hippokrates-Verlag, Stuttgart 1985.
59. ZIMMERMANN, A.-M.: Homöotherapie der Augenkrankheiten. 2. A., Sonntag-Verlag, Stuttgart 1992.
60. ZIMMERMANN, W.: Homöotherapie der Hautkrankheiten. Johannes Sonntag, Regensburg 1987.
61. ZIMMERMANN, W.: Homöopathische Arzneitherapie. 5. erweiterte Auflage Johannes Sonntag, Regensburg 1990.

2. Arzneimittelverzeichnis

3. Präparateliste

4. Sachverzeichnis

Angaben zum Autor

Dr. med. Karl-Heinz Friese, geb. 1955. Studium der Medizin in Tübingen. 1981 Staatsexamen und Promotion an der Universität Tübingen. Klinische Ausbildung an der HNO-Klinik am Katharinenhospital in Stuttgart (Prof. Terrahe) von 1981 bis 1986. Während der klinischen Ausbildung Anerkennung als HNO-Facharzt mit den Zusatzbezeichnungen »Allergologie«, »Stimm- und Sprachstörungen« sowie »Homöopathie« (1990). Seit 1986 niedergelassen als Kassenarzt in Weil der Stadt bei Stuttgart. Seit 1989 in der Fort- und Weiterbildung.
Zahlreiche Veröffentlichungen in diversen Fachzeitschriften. 1991 erschien das Buch »Homöopathie in der HNO-Heilkunde« im Hippokrates-Verlag in Stuttgart.